THÉRAPEUTIQUE

DU

# RHUMATISME

ET DE LA GOUTTE

# THÉRAPEUTIQUE

DU

# RHUMATISME

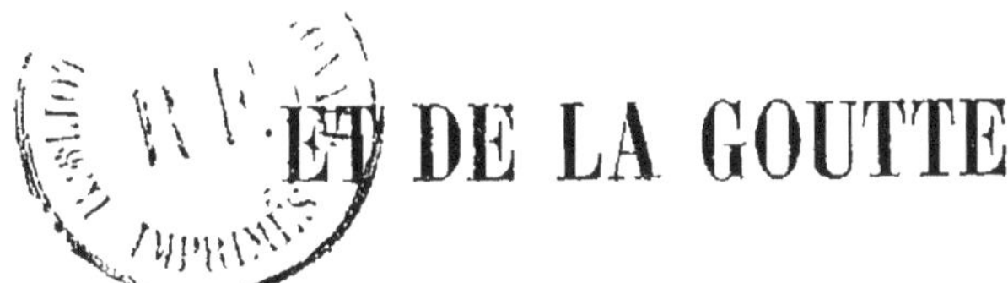

# ET DE LA GOUTTE

PAR W. ŒTTINGER

Médecin des Hôpitaux de Paris



PARIS

OCTAVE DOIN, ÉDITEUR

8, PLACE DE L'ODÉON, 8

1896

# AVANT-PROPOS

Ce petit livre a un but essentiellement pratique ; son seul désir est de pouvoir rendre quelques services au médecin praticien ou à celui qui vient de quitter les bancs de l'École, et dont le bagage thérapeutique est encore bien léger.

Aussi avons-nous laissé de côté toutes les questions doctrinales, d'étiologie, d'anatomie pathologique ou de pathogénie qui se rattachent au rhumatisme et à la goutte ; nous ne les avons effleurées qu'autant qu'elles étaient immédiatement utiles à la thérapeutique proprement dite.

Ainsi compris, cet ouvrage a été divisé en trois parties : *le traitement du rhumatisme articulaire aigu, le traitement des rhumatismes chroniques, le traitement de la goutte.*

Contrairement à l'opinion classique qui faisait du rhumatisme une entité morbide, une sorte de diathèse, nous avons, en conformité d'idées avec la plupart des cliniciens contemporains, cherché à créer plusieurs espèces de rhumatisme. Tout d'abord, nous avons isolé le rhumatisme articulaire *aigu*, dont la nature infectieuse ne fait plus guère de doute, soit qu'elle se rattache à la pénétration dans l'organisme de germes pathogènes spécifiques, soit qu'elle relève de l'action de micro-organismes vulgaires, habitants ordinaires des cavités naturelles, ou encore de microbes pyogènes à virulence atténuée.

En dehors même des notions bactériologiques, la clinique nous apprend que le rhumatisme articulaire aigu a une autonomie spéciale, et la thérapeutique elle-même vient apporter à cette théorie de solides appuis.

Nous avons surtout cherché à le bien séparer du rhumatisme chronique et à montrer que les rapports qu'ils semblent présenter l'un avec l'autre sont insuffisants pour les identifier dans leur nature.

Bien plus, nous pensons qu'il n'y a pas qu'un rhumatisme chronique, mais que sous ce nom on englobe des affections disparates, n'ayant entre elles que de simples analogies. C'est ainsi que nous avons tenté — mais à titre d'essai simplement — à séparer les unes des autres les diverses variétés de rhumatisme chronique et à préciser quelle était la thérapeutique la plus appropriée à chacune d'elles. Mais, nous le répétons, c'est une classification que nous ne faisons que proposer et qui ne nous satisfait pas encore entièrement ; nous conservons l'espoir de revenir plus tard sur cette étude, quelque aride et embrouillée qu'elle paraisse.

La troisième partie enfin a trait à la goutte et, si on est loin d'être d'accord sur sa nature et sa pathogénie, on est cependant bien près de s'entendre quand il s'agit de la description clinique.

Nous nous sommes, du reste, basés uniquement sur la clinique, sur l'observation de nombreux malades, pour établir ces classifications qui n'ont point la prétention d'être absolues. Elles ne sont pas faciles à établir, même au lit du malade, et cela tient à ce que si les rhumatismes et la goutte sont différents dans leur nature les uns des autres, ils ont néanmoins certaines affinités réciproques : le rhumatisant chronique, l'*arthritique* peut être plus qu'un autre sujet à des poussées de rhumatisme aigu, à une certaine période de sa vie, et, d'un autre côté, le goutteux peut aussi, à son tour, être atteint de rhumatisme chronique. Il y a là des distinctions délicates à faire et qui peuvent souvent embarrasser.

Ces quelques incursions, très écourtées, du reste, dans le domaine de l'étiologie et de la pathogénie, étaient, croyons-nous, nécessaires pour bien poser la question thérapeutique.

Nous nous sommes efforcés de la rendre aussi simple que possible, et, laissant de côté un très grand nombre de médications qui n'ont guère qu'un intérêt historique, nous nous sommes bornés à l'étude de celles qui avaient fait leur preuve.

Il n'en est point, parmi les médications dont nous parlons, que nous n'ayons maintes fois expérimentées, et c'est plutôt un exposé de notre pratique personnelle qu une étude théorique de la thérapeutique du rhumatisme et de la goutte que nous essayons aujourd'hui de formuler.

---

# THÉRAPEUTIQUE

DU

# RHUMATISME ET DE LA GOUTTE

## PREMIÈRE PARTIE

### TRAITEMENT DU RHUMATISME ARTICULAIRE AIGU

## CHAPITRE PREMIER

### Délimitation du rhumatisme articulaire aigu.

L'idée que nous nous faisons aujourd'hui du rhumatisme est essentiellement différente de celle qui avait cours il y a peu d'années encore; en effet, sous ce nom on englobait toute une série de manifestations diverses qui avaient pour principal caractère d'être passagères et mobiles, mais qui, le plus souvent, n'avaient entre elles aucune liaison étiologique.

Le langage des gens du monde qui, comme cela arrive bien souvent, ne fait que refléter l'opinion médicale régnant bien des années auparavant, en est la preuve la plus évidente ; n'entend-on pas en effet constamment des malades désigner sous le nom de rhumatismales quantité d'affections qui n'ont avec le rhumatisme que des rapports bien problématiques?

Ce que nous appelons aujourd'hui le rhumatisme articulaire aigu, est une maladie caractérisée par l'apparition rapide de « fluxions » articulaires multiples, fluxions aussi douloureuses que mobiles et passagères, par le développement fréquent de complications viscérales diverses en même temps que par l'existence d'un état fébrile et de symptômes généraux qui rappellent la maladie infectieuse. Aussi donne-t-on souvent au rhumatisme articulaire aigu le nom de *fièvre rhumatismale*, de *polyarthrite aiguë fébrile*, voulant indiquer par là qu'on considère la maladie comme une affection autonome, spécifique.

En est-il réellement ainsi? La pathogénie et la médecine expérimentale n'ont pas encore dit leur dernier mot à cet égard, car le microbe spécifique du rhumatisme n'est pas encore trouvé ; bien plus, dans les cas où l'on a constaté l'existence d'organismes pathogènes dans l'épanchement articulaire, il s'agissait le plus souvent de microbes fréquemment rencontrés dans des infections diverses, tels que les staphylocoques, de telle sorte qu'on a pu se demander si le rhumatisme n'était pas la manifestation articulaire de septicémies médicales multiples, en un mot, si l'autonomie du rhumatisme était bien réelle (Sahli, Sacaze).

Dernièrement encore M. Buss (1) étudiant les relations de l'angine et du rhumatisme articulaire aigu, émettait l'idée que cette maladie était produite par la pénétration dans l'organisme, au niveau des amygdales, de micro-organismes d'ordres divers ; en un mot la polyarthrite ne pourrait et ne devrait pas être différenciée des arthrites secondaires aux maladies infectieuses.

Pour réfuter cette opinion, il faudrait des preuves expérimentales ; malheureusement, elles nous font défaut. Néanmoins, on peut protester contre une théorie qui n'est qu'une simple vue de l'esprit, en se rappelant que, si la médecine expérimentale ne peut encore nous donner une réponse satisfaisante, la clinique nous engage cependant à maintenir la spécificité du rhumatisme articulaire aigu et son caractère bien probablement infectieux. Son début souvent brusque, accompagné de symptômes généraux hors de proportion avec l'intensité des phénomènes locaux, quelquefois même la persistance assez longue de la fièvre avant l'apparition des douleurs articulaires (Kahler), l'existence fréquente de complications viscérales du côté des séreuses cardiaques ou pleurales, les caractères particuliers de ces complications même sont autant de raisons qui plaident en faveur de la spécificité du rhumatisme.

L'étiologie elle-même du rhumatisme aigu et, en particulier, les faits intéressants de Edlefsen, de Friedlaender montrant l'apparition simultanée de plusieurs cas de rhumatisme dans une même famille, dans une même maison, sont également des faits qui militent en faveur de la nature infectieuse et de la spécificité de cette maladie.

(1) Buss, *Deuts. Arch. f. klin. Med.*, 1894, LIV, 1.

Cette manière de comprendre le rhumatisme aigu ne correspond plus, à la vérité, à la conception que s'en faisait Bouillaud, il y a 50 ans; depuis les travaux de Senator, surtout depuis ceux de M. Bouchard et de ses élèves, on a enlevé du cadre du rhumatisme articulaire aigu un grand nombre des complications articulaires qui surviennent au cours ou à la suite des maladies infectieuses et qui n'ont du rhumatisme que les apparences.

S'en distinguant par les lésions plus profondes qu'ils déterminent du côté des surfaces articulaires, par la destruction des extrémités osseuses, par les ankyloses qu'ils produisent à leur suite ou bien encore fréquemment par la suppuration de l'article qu'ils provoquent, ces pseudo-rhumatismes ont une histoire clinique à part et une pathogénie toute différente. Tout cela est bien connu aujourd'hui, et nous n'admettons plus, comme l'illustre auteur du « Traité du Rhumatisme » que le rhumatisme articulaire aigu puisse suppurer. Ce que la clinique avait laissé entrevoir, ce que la thérapeutique, en démontrant avec Senator l'efficacité des préparations salicylées dans le rhumatisme vrai et son inefficacité dans les pseudo-rhumatismes, avait permis de supposer, la médecine expérimentale l'a aujourd'hui bien établi. En effet, tandis que les recherches bactériologiques sont le plus souvent infructueuses dans le rhumatisme articulaire aigu, elles nous montrent au contraire l'existence de germes pathogènes, streptocoques, staphylocoques, gonocoques, pneumocoques, etc. dans les articulations qui sont atteintes après ou au cours d'infections générales dues à ces micro-organismes.

Le cadre du rhumatisme articulaire aigu ne comprend plus que cette polyarthrite aiguë, à fluxions articulaires mobiles, à déterminations viscérales plus graves, et dont l'évolution est celle d'une maladie infectieuse. Jusqu'au jour où la bactériologie et l'expérimentation l'auront bien classée, nous devrons cependant nous contenter des preuves cliniques qui, heureusement, ne font pas défaut, pour affirmer la spécificité de cette maladie.

S'il est le plus souvent facile de porter le diagnostic de rhumatisme articulaire aigu, quand la maladie possède les caractères que nous lui avons attribués, l'embarras est parfois plus grand quand le rhumatisme revêt une forme atténuée. C'est alors qu'on prononce le mot de rhumatisme subaigu, trahissant de la sorte l'embarras où l'on se trouve de savoir s'il s'agit d'une forme légère de rhumatisme aigu ou d'une poussée aiguë de rhumatisme chronique ; à vrai dire, si on ne veut pas se contenter d'un mot, si on veut formuler un diagnostic étiologique, on peut être fort embarrassé.

A quoi cela tient-il? D'une part, à ce que le rhumatisme articulaire aigu, s'il touche généralement peu les jointures, s'il les « lèche », comme disait Lasègue, peut cependant parfois, surtout lorsque l'attaque a été de longue durée, laisser après lui des lésions entretenant un état chronique, alors que le processus spécifique a pris fin. Comme le dit Senator, on pourrait comparer ce qui se passe à une bronchite chronique dont le point de départ a été une rougeole; si, au début, la bronchite était réellement spécifique, elle ne l'est cependant plus quand elle a passé à l'état chronique.

Ces cas sont relativement rares, mais non pas exceptionnels, et il n'est pas de médecin qui n'ait suivi des malades ayant, à la suite de plusieurs attaques de rhumatisme franchement aigu, présenté de la tuméfaction des articulations, de la raideur ou même des déviations des orteils et des doigts souvent plus apparentes que réelles et tenant simplement à l'atrophie des muscles du voisinage.

D'un autre côté, le rhumatisme chronique, le rhumatisme déformant peut présenter, de temps à autre, des poussées aiguës, avec rougeur de la peau, douleurs vives, ou bien enfin un malade anciennement atteint de rhumatisme aigu peut présenter aussi un début de rhumatisme déformant. Ce sont là des cas difficiles à classer, bien faits pour embarrasser l'observateur; mais ils ne sont pas suffisants pour conclure à l'identité de la polyarthrite aiguë et du rhumatisme chronique, pas même suffisants pour admettre qu'il y ait entre elles un rapport à établir. Ce rapport existe-t-il en réalité? faut-il supposer que le rhumatisme aigu puisse prédisposer au rhumatisme chronique, ou encore que l'arthritique soit plus qu'un autre exposé au rhumatisme aigu? Ce sont là des questions auxquelles nous essayerons de répondre quand nous chercherons à préciser la nature et les limites du rhumatisme chronique.

## CHAPITRE II

### Existe-t-il un traitement spécifique du rhumatisme articulaire aigu ?

Il y a peu de temps encore, on aurait pu aisément répondre qu'il n'y avait pas de traitement spécifique du rhumatisme articulaire aigu ; la preuve en était dans la diversité extrême des moyens proposés contre cette maladie, dans la longue liste des médicaments tour à tour proposés et dont le succès était bien éphémère.

Chomel disait avec raison : « Que l'on ne se presse jamais de chanter victoire, lorsqu'on sera peut être tombé sur quelques cas heureux dans l'expérimentation d'une nouvelle méthode de traitement. Que l'on trouve un médicament, une médication qui, sur une masse de trente à quarante malades, affectés de fièvre rhumatismale, amène constamment la guérison après quatorze jours : alors il n'y aura plus de doute sur l'efficacité de ce médicament. Depuis longtemps, hélas ! on cherche un tel secret et il est encore à trouver. »

« Le desideratum subsiste encore, ajoutait M. Besnier en 1877, et subsistera vraisemblablement toujours. Dans l'état actuel de la science il ne saurait y avoir de médication antirhumatismale au vrai sens du mot. »

Aujourd'hui, dix-sept ans après que ces sages

paroles d'un praticien expérimenté ont été écrites, la question se présente sous un jour différent. En effet, depuis les travaux de Buss, de Reiss, de Stricker et de G. Sée, on voit, sous l'influence des préparations salicylées, les accidents rhumatismaux s'amender avec une telle rapidité qu'on peut se demander si nous ne possédons pas dans l'acide salicylique, ses sels ou ses dérivés, un véritable remède spécifique de la polyarthrite aiguë.

Telle est l'opinion d'un très grand nombre de médecins, qui n'hésitent pas à considérer que les préparations salicylées sont pour le rhumatisme aigu aussi spécifiques que le mercure l'est pour la syphilis, la quinine pour la fièvre intermittente.

L'action thérapeutique des préparations salicylées se manifeste en effet d'une manière très rapide dans le rhumatisme articulaire aigu : en peu d'heures les douleurs s'amendent, la fluxion articulaire disparaît après, en un espace de temps qui varie de un à trois jours, et la température tombe progressivement, de sorte qu'après 3 ou 4 jours les mouvements redeviennent libres et faciles.

Ce qui prouve l'action merveilleuse de ce médicament, c'est que, si on en cesse prématurément l'emploi, on voit réapparaître des phénomènes douloureux, la température s'élever de nouveau, en un mot une véritable récidive survenir. Si on se rappelle ce qu'étaient les rhumatisants avant l'emploi de la méthode salicylée, les cris de douleur que leur arrachaient les moindres mouvements imprimés au lit dans lequel ils étaient couchés, et si on les compare avec les malades d'aujourd'hui si rapidement améliorés, il est difficile de ne pas croire à une véritable action spécifique.

Bristowe, Maclagan, Senator, pensent même que les préparations salicylées, tout comme le mercure et l'iodure dans la syphilis, peuvent parfois servir de pierre de touche pour savoir distinguer un rhumatisme vrai d'un pseudo-rhumatisme.

En effet, dans le rhumatisme blennorhagique et dans d'autres rhumatismes secondaires, l'efficacité des salicylates est entièrement nulle.

Contre cette spécificité des composés salicylés on peut, il est vrai, élever plusieurs objections dont la plus importante est, sans contredit, leur apparente inefficacité dans les complications viscérales du rhumatisme.

Pourquoi, dit-on, s'ils agissent sur l'agent spécifique du rhumatisme, n'agissent-ils pas sur les endocardites ou les péricardites qui se développent au cours de cette maladie?

G. Sée l'avait déjà constaté : le salicylate de soude est de nul effet, dit-il, sur les lésions du cœur; employé au début de la maladie rhumatismale, il peut tout au plus empêcher le développement des complications cardiaques en enrayant immédiatement le rhumatisme. M. Jaccoud a fait la même remarque, et bien d'autres après lui ; on a même constaté que l'élévation de la courbe thermique tenant au développement de lésions cardiaques d'ordres divers, n'était pas influencée par les préparations salicylées.

Ces diverses raisons ne sont cependant pas suffisamment probantes ; en effet, nous ignorons encore la pathogénie réelle des complications cardiaques, de l'endocardite, de la péricardite rhumatismales et, d'un autre côté, si la lésion une fois constituée est, en réalité, peu influencée par les préparations salicylées, il semble cependant que celles-ci, administrées en temps voulu, puissent en prévenir l'apparition. Dans une statistique, Brown n'a trouvé sur 100 rhumatisants traités que 4,76 0/0 de malades qui furent atteints de complications cardiaques.

Il faut aussi se rappeler que cette question n'est pas encore définitivement jugée ; le diagnostic d'une endocardite est souvent si difficile ! que de fois le formule-t-on en tenant compte d'un seul symptôme bien infidèle ou de l'existence d'un souffle cardiaque dont on n'a pas toujours cherché à préciser les caractères ; que de fois un souffle extra-cardiaque n'a-t-il pas été pris pour un souffle organique !

En un mot, les éléments dont on se sert pour établir le diagnostic d'une lésion endocardique sont si défectueux qu'il est difficile de tenir un bien grand compte des statistiques qui ont été publiées. L'un des maîtres en clinique, M. le professeur Potain, qui a pu assister à toute l'évolution qui s'est faite dans le traitement du rhumatisme articulaire aigu, dit bien que l'endocardite est très fréquente au cours de cette maladie, mais il ajoute qu'elle se termine le plus habituellement par résolution et que cette terminaison est *plus fréquente aujourd'hui qu'elle ne l'était autrefois*.

On a pu aussi invoquer contre la spécificité des composés salicylés dans le rhumatisme articulaire aigu le fait que ces médicaments avaient une action favorable dans beaucoup d'arthrites d'autre nature ; le fait n'est pas niable, mais jamais cependant leur action n'est comparable à celle qu'ils possèdent sur l'arthrite rhumatismale.

La spécificité ou la non-spécificité des salicylates n'est, du reste, qu'une question de mots ; agissent-ils sur la cause même du rhumatisme ou sur les manifestations de cette maladie ? Il n'importe pas plus de le savoir que pour le mercure dans la syphilis ou la quinine dans l'impaludisme. Du reste, de même que dans ces deux maladies les traitements classiques peuvent quelquefois rester inefficaces à cause de la grande virulence des agents infectieux, de même aussi, dans la polyarthrite aiguë, les composés salicylés sont parfois impuissants à combattre l'infection lorsqu'elle a atteint un haut degré d'intensité.

---

# CHAPITRE III

## De l'emploi des composés salicylés dans le rhumatisme articulaire aigu.

Est-il vrai que les Hottentots, ainsi que l'affirme un médecin du Cap, aient depuis longtemps employé l'infusion d'écorce de saule dans le rhumatisme et que nous n'ayons fait que rendre scientifique un remède depuis longtemps populaire dans le sud de l'Afrique ? La chose est de minime importance.

En tous cas, c'est un médecin anglais, Maclagan, qui eut le premier l'idée d'appliquer au traitement du rhumatisme articulaire aigu une substance retirée par Leroux, en 1830, de l'écorce du *Salix helix*, la *salicine*, glucoside solide, incolore et cristallisable. D'abord utilisée comme un succédané de la quinine, la salicine fut surtout employée dans le traitement des fièvres intermittentes et pendant longtemps on crut avoir trouvé en elle un fébrifuge aussi sûr, aussi fidèle que la quinine.

Maclagan employa, en 1874, la salicine contre le rhumatisme articulaire aigu, croyant, dit-il, que le rhumatisme était de nature malarique : le quinquina croissant dans les districts à fièvre, dit A. Garrod, le saule dans les pays à rhumatismes, on pouvait supposer qu'il renfermait l'antidote de la maladie. Maclagan, dans huit cas de rhumatisme articulaire aigu, employa avec le plus grand succès la salicine, qu'il considéra déjà comme un spécifique de cette maladie; il la prescrivait à la dose de 0 gr. 75 à prendre toutes les trois heures jusqu'à diminution notable des symptômes, et il avait constaté que l'action de ce médicament se faisait déjà sentir en moins de 24 heures, l'apaisement des douleurs précédant la défervescence de la température (1).

La durée du triomphe de la salicine fut de courte durée, et bien peu de médecins ont pu l'expérimenter dans le rhumatisme articulaire aigu. En effet, presque à la même époque où Maclagan publiait les résultats qu'il avait obtenus, on utilisait déjà l'acide salicylique et ses sels, en particulier le salicylate de soude, dans la thérapeutique du rhumatisme articulaire.

L'*acide salicylique* a été d'abord retiré de la salicine, puis par Cahours de l'*essence de Wintergreen*, mieux appelée *huile de gaultheria procumbens*, en décomposant ce salicylate de méthyle naturel par la potasse.

Toutefois les propriétés de cet acide n'ont été bien étudiées que depuis la découverte de Kolbe, qui en opéra la synthèse en faisant réagir l'acide carbonique sur l'acide phénique et la soude à une température très élevée et trouva ainsi le moyen de préparer facilement et à bon marché un produit connu seulement jusqu'alors de quelques savants.

D'abord employé et expérimenté comme antiputride et antiseptique, il fut utilisé, en 1875, dans le rhumatisme articulaire aigu par Reiss en Allemagne,

(1) Maclagan continue à employer la salicine; il l'administre par doses fractionnées, toutes les heures, pendant 6 heures, puis ensuite toutes les deux heures En 24 heures, dit-il, les phénomènes douloureux ont disparu (*Soc. roy. de méd. et chir.*, 11 février 1890).

par Buss en Suisse, et surtout par Stricker en 1876, qui parla de ce nouveau médicament dans les termes les plus élogieux. Sur 14 cas de rhumatisme observés à la clinique de Traube, il obtint des résultats remarquables et des guérisons très rapides; depuis lors, les observations se multiplièrent, et en France ce furent surtout Oulmont, Hérard, Guéneau de Mussy qui l'expérimentèrent avec succès.

Bientôt cependant, lorsque Buss eut montré que la dissolution de l'acide salicylique (qui n'est soluble que dans 130 parties d'eau bouillante et 1000 parties d'eau froide) était considérablement favorisée par l'addition de sels de soude, et que l'action physiologique de l'acide salicylique ou de ses sels était la même, on eut recours presque exclusivement au *salicylate de soude*, qui est actuellement la préparation presque universellement employée.

En France, ce sont les travaux de Guéneau de Mussy, Hardy, Jaccoud, etc., mais surtout la très importante communication de G. Sée à l'Académie de médecine qui nous l'ont fait connaître (1).

**Action physiologique du salicylate de soude.** — Si l'acide salicylique possède des propriétés antiseptiques plus prononcées que le salicylate de soude, celui-ci, par contre, doit lui être préféré pour l'usage interne : car, d'une part, il est beaucoup moins irritant, et, d'autre part, beaucoup plus soluble.

Les effets physiologiques sont cependant à peu près les mêmes. A dose toxique, il tue les animaux par asphyxie en diminuant l'excitabilité des nerfs vagues.

(1) *Bulletin de l'Académie de Médecine*, 2e série, tome VI, nos 26 et 27, 1877.

A dose expérimentale, le salicylate de soude produit un ralentissement de la respiration, un abaissement de la température, en même temps qu'il diminue la tension artérielle et provoque un ralentissement du pouls.

Telles sont, du moins, les conclusions de Köhler, qui, il faut l'avouer, ne concordent guère avec celles de Germain Sée.

Cet auteur, expérimentant sur l'homme sain, avec des doses variant de 2 à 10 grammes dans les vingt-quatre heures, n'a vu survenir, à la dose de 10 grammes, aucune modification du côté du pouls, de la respiration ou de la température ; le nombre et le rythme des pulsations cardiaques restaient absolument les mêmes.

Par contre, G. Sée a vu survenir assez fréquemment des *troubles gastriques*, *nausées*, *vomissements* ; mais il suffisait de fractionner les doses pour voir ces troubles disparaître.

M. Potain, d'après M. Lépine, aurait aussi noté, après l'administration de salicylate de soude, des phénomènes de congestion hépatique ; mais ces faits ont besoin d'être contrôlés.

A côté des troubles digestifs, G. Sée et bien d'autres après lui ont noté, après l'administration de doses élevées de salicylate de soude, des *bourdonnements d'oreille*, de l'*obtusion de l'ouïe*, de la *surdité*, toujours incomplète et qui ne persiste pas, puis des *sensations de bruits de flot*, *de vague*, ou encore des *sifflements*. Mais ces sensations ne s'accompagnent généralement pas, comme dans l'ivresse quinique, de vertiges ou de troubles de la vision. Les cas sont rares où ces phénomènes se produisent.

L'action du salicylate de soude du côté des centres

nerveux est plus discutable et en même temps plus importante à connaître, car c'est un médicament auquel plusieurs médecins ont, à diverses reprises, voulu imputer certains troubles cérébraux observés au cours du rhumatisme. C'est à doses massives seulement que les préparations salicylées pourraient provoquer l'apparition de *délire;* mais ce délire est toujours *calme* et *tranquille* et ne s'accompagne ni d'hallucinations, ni d'excitation. Ce délire, nous le répétons, n'a été observé que lorsque l'emploi du médicament avait été fait à de très hautes doses, et il apparaissait de préférence chez des sujets prédisposés, chez des névropathes, des alcooliques. Cette action cependant ne paraît pas douteuse puisque A. Hénocque l'a vue survenir, en dehors du rhumatisme, chez une femme à qui il avait prescrit du salicylate de soude pour des douleurs fulgurantes d'origine tabétique.

Le salicylate de soude n'est pas sans exercer une action sur la *sécrétion urinaire*, mais cette action est peu ou mal connue encore : d'après MM. Lecorché et Talamon, durant les trois ou quatre premiers jours de l'administration du salicylate de soude, la quantité d'urine émise reste à peu près la même; mais, par contre, dès les premières vingt-quatre heures, la quantité d'urée et d'acide urique augmente dans des proportions notables ; après 3 ou 4 jours, la proportion de ces mêmes éléments baisse progressivement, tandis que la quantité totale des urines se trouve augmentée. Pour M. Bouchard, le salicylate de soude est un agent d'élimination, car si, pour lui, l'urée n'est pas augmentée, le poids total des matières solides est accru dans la proportion de 19 0/0.

M. Robin considère de son côté le salicylate de soude comme un puissant agent d'élimination des produits peu azotés, cause de destruction des globules sanguins et de l'élévation de la température.

On a signalé aussi parfois quelques troubles du côté des reins, *albuminurie passagère, hématurie, présence de tubes urinifères dans les urines*, etc.; ces faits, d'une grande importance au point de vue de l'emploi thérapeutique du salicylate de soude, sont toutefois très exceptionnels; ils ont été plus fréquemment observés après l'administration de l'acide salicylique.

*Voies d'élimination.* — L'élimination de l'acide salicylique ou du salicylate de soude se fait avec une très grande rapidité; elle semble plus rapide pour le salicylate de soude. Baelz a constaté, chez un malade atteint d'exstrophie de la vessie, que, 8 minutes après l'ingestion du sel, on le retrouvait dans les urines.

Il s'élimine sous forme d'acide salicylique, de salicylate de potasse et d'acide salicylurique, et l'on constate alors dans les urines, au moyen du perchlorure de fer, une réaction très spéciale. Il suffit, en effet, de verser dans un verre à pied contenant de l'urine quelques gouttes de perchlorure de fer pour qu'apparaisse aussitôt une belle coloration violette. Cette réaction est fort sensible puisque, d'après Drasche, une dose de 0 gr. 01 centigramme à l'intérieur suffirait pour la produire. Si on voulait rechercher encore des traces plus faibles d'acide salicylique, on pourrait alors avoir recours au procédé de Berlioz, qui consiste à agiter dans un tube à essai de l'urine additionnée de 1 0/0 d'acide chlorhydrique et ultérieurement d'une petite quantité d'éther; celui-ci, qui a dissous l'acide salicylique mis en liberté par l'acide chlorhydrique, est décanté et versé goutte à goutte à la surface d'une solution très diluée de perchlorure de fer ; on voit alors apparaître une belle coloration violette à la surface de séparation.

Il faut savoir que cette réaction, importante à connaître en clinique, peut persister plusieurs jours après la cessation du médicament ; elle se manifeste également si on a employé des préparations salicylées en frictions cutanées ou en pommades. La durée de l'élimination, qui peut aller jusqu'à 5 ou 6 jours, varie nécessairement suivant la dose du médicament et suivant aussi la plus ou moins parfaite intégrité des voies d'élimination, du filtre rénal en particulier.

Le rein est, en effet, la principale voie d'élimination du salicylate de soude, mais ce n'est probablement pas la seule ; Oulmont a retrouvé de l'acide salicylique dans la sérosité d'un vésicatoire, d'autres dans la salive, les crachats, mais pas toujours avec la même constance. Rosenbach et Pohl, de leur côté, n'ont jamais retrouvé de salicylate dans la salive, ni dans le suc gastrique, ni dans la bile, du moins quand ce médicament était administré en lavements.

**Action thérapeutique du salicylate de soude dans le rhumatisme articulaire aigu.** — Sous l'influence du traitement salicylé, on voit dans l'immense majorité des cas de rhumatisme survenir les phénomènes suivants :

En premier lieu, et à dose suffisante, *la douleur cesse ;* quelquefois après 12 heures elle diminue, mais cette diminution est plus accusée après 24 heures et la cessation est fréquemment complète le troisième ou le quatrième jour. Suivant M. Donald Hood 80 0/0 des malades ainsi traités n'ont plus de douleur en moins de deux jours.

Le second phénomène observé, c'est l'*abaissement*

*de la température;* mais celle-ci ne tombe généralement à la normale qu'après la disparition de la douleur; en l'espace de 2, 3 ou 5 jours on voit la température baisser et revenir à un chiffre normal, si on ne discontinue pas l'administration du médicament. Nous avons, en effet, fréquemment observé que la fièvre était déjà abaissée après les 24 premières heures du traitement, mais qu'il fallait cependant plusieurs jours pour qu'elle disparût complètement. En tous cas s'il y a corrélation entre les symptômes articulaires et l'élévation thermique, cette corrélation n'est pas absolue.

En troisième lieu, le *gonflement*, *la fluxion des articulations disparaissent* et les mouvements redeviennent libres et faciles.

Mais, pour que ces effets puissants, abortifs pour ainsi dire, se manifestent, il faut continuer la médication une fois la défervescence obtenue; on utilisera alors des doses plus faibles du médicament, que l'on continuera pendant plusieurs jours encore.

Brown, sur un très grand nombre de malades (109) a constaté que la moyenne du temps pour obtenir la cessation de la douleur était de 2.85 jours et que la dose totale du médicament pour obtenir ce résultat ainsi que la mobilité des jointures était de 32 gr.; la durée totale du traitement était de 6.22 jours. La condition qu'exigeait jadis Chomel, que la maladie fût guérie en 14 jours, pour être convaincu de l'efficacité d'un traitement du rhumatisme aigu, a donc été largement remplie par la médication salicylée.

Si la médication salicylée a des effets si heureux dans les manifestations articulaires du rhumatisme aigu, elle est bien moins active, malheureusement, en ce qui concerne les lésions vicérales et en particulier les complications cardiaques, et à cet égard tout le monde est d'accord; MM. G. Sée et Jaccoud estiment que le salicylate de soude est sans action sur les manifestations cardiaques ou pulmonaires du rhumatisme aigu. Senator est moins pessimiste et pense que la médication salicylée peut prévenir, quand elle est instituée à temps, l'apparition de complications cardiaques.

Reisz, de Copenhague, comparant deux statistiques de rhumatisants, les uns traités par la médication salicylée, les autres par des moyens différents, trouve que la proportion des cardiopathies chez les premiers est de 28 0/0, tandis qu'elle est de 48 0/0 chez les seconds.

Les statistiques dépendent de tant de conditions diverses, particulièrement en ce qui concerne le diagnostic d'une lésion cardiaque, qu'il est difficile de leur accorder une très grande confiance, surtout quand on voit Brown fournir une proportion très différente de celle de Reisz; chez les rhumatisants traités par les préparations salicylées, ce dernier n'en trouve que 4.76 0/0 présentant des signes de cardiopathie.

En règle générale et sans que nous puissions fournir des chiffres importants, il nous a toujours paru que, si la médication salicylée était, en effet, sans action aucune sur la complication cardiaque une fois développée, elle semblait tout au moins en prévenir l'apparition, si elle était instituée à temps et à dose suffisante. Notre conviction, à cet égard, est bien formelle et l'endocardite ou la péricardite rhumatismale nous semblent en tous cas moins graves que jadis, alors que les préparations salicylées étaient encore peu employées. Comme nous le rappelions plus haut

M. Potain dit que l'endocardite lui semble guérir dans la majorité des cas.

Pour ce qui concerne l'influence de la médication salicylée sur la pleurésie rhumatismale, elle nous semble indéniable; sans parler des épanchements peu abondants, très fugaces du rhumatisme et en ne tenant compte que des pleurésies relativement abondantes, il nous a paru que leur résolution était plus rapide sous l'influence de la médication. Telle est aussi l'opinion de M. Talamon, qui pense que, grâce à elle, les épanchements pleuraux deviennent plus rares.

L'interprétation de l'action du salicylate de soude n'est pas encore entièrement résolue.

Pour Vulpian, qui a fait en 1881 des recherches et écrit sur ce sujet un petit mémoire bien remarquable (1), le salicylate de soude n'agit ni comme un antipyrétique, ni comme un médicament vaso-moteur; il admet que le salicylate absorbé pénètre dans l'économie tout entière, vient au contact des éléments anatomiques et que c'est dans ces éléments que réside le principe de l'élection médicamenteuse.

D'autres ont parlé de l'action chimique des préparations salicylées; Latham de l'action qu'elles posséderaient d'empêcher la formation de l'acide lactique et de l'acide urique, d'autres des propriétés qu'elles auraient d'augmenter l'acide urique et l'urée dans l'urine, etc.; mais ce ne sont que des hypothèses difficiles à soutenir.

Le mode d'action du salicylate est donc encore à trouver; posséderait-il une action antiseptique sur les microbes de la polyarthrite aiguë, ou bien modi-

(1) Paris, 1881.

fie-t-il les milieux de l'organisme? Nous l'ignorons. Il est néanmoins intéressant de rappeler les recherches récentes de deux auteurs allemands Rosenbach et Pohl (1); ils ont constaté que, quel que fût le mode d'administration du salicylate de soude, cette substance passait dans le liquide des œdèmes, dans celui des épanchements articulaires, pleuraux ou péritonéaux, quelle que fût leur nature, qu'il s'agît d'un hydrothorax ou d'une pleurésie, tandis qu'au contraire les iodures ne se retrouvaient que dans les liquides d'origine non inflammatoire et ne pénétraient ni dans les articulations, ni dans les séreuses à l'état normal ou inflammatoire.

D'autre part, s'il est exact, comme le dit Kahler, qu'il puisse exister, en dehors des arthrites ou les précédant de quelque temps, un état infectieux, fébrile, rapidement curable par les préparations salicylées, état fébrile qu'il appelle fièvre rhumatismale, alors on serait bien près d'attribuer au salicylate des propriétés réellement spécifiques, antirhumatismales dans toute l'acception du terme.

Il faut reconnaître cependant qu'à cet égard nous ne sommes pas encore fixés.

**Mode d'administration du salicylate de soude et doses.** — L'emploi du salicylate de soude a remplacé avec grand avantage l'acide salicylique, qui a été la première préparation utilisée, à cause de la grande solubilité de ce sel et, comme nous l'avons dit, parce qu'il provoque moins facilement des troubles digestifs, vomissements, diarrhée, etc.

Le salicylate de soude est, en effet, soluble dans 10 parties d'eau froide; au début de l'emploi des

(1) Rosenbach et Pohl, *Berl. klin. Wochenschrift*, 8 sept. 1890.

préparations salicylées, on se servait volontiers d'un mélange d'acide salicylique et de bicarbonate de soude, suivant les formules de Buss et de Reiss :

| | |
|---|---|
| Acide salicylique.................. | 10 gr. |
| Bicarbonate de soude .............. | 6 — |
| Eau distillée...................... | 100 — |

Deux méthodes sont généralement utilisées : la méthode à doses massives, la méthode à doses fractionnées, la première étant surtout employée en Allemagne, la seconde en France. La première consiste à administrer des doses de 6 à 8 grammes en une ou deux fois, doses que l'on répète dans le cours de la journée, de façon à arriver à la dose totale, en vingt-quatre heures, de 12 à 16 grammes.

Aujourd'hui, il est rare que l'on ait recours à des doses aussi élevées ; on a appris à connaître quelques-uns des accidents produits par le salicylate de soude, qui surviennent surtout avec de fortes doses et, d'un autre côté, on a constaté qu'il était inutile de prescrire des doses aussi massives, puisque, avec une quantité moitié moindre, on obtenait des effets à peu près identiques.

Les doses employées en général varient de 4 à 8 grammes dans les 24 heures, la dose de 4 grammes étant réservée aux cas légers, celle de 8 grammes étant réservée surtout aux attaques aiguës, avec température élevée, douleurs très vives.

C'est ainsi que nous prescrivons presque toujours dans les cas de moyenne intensité 6 grammes de salicylate de soude, en ayant soin de fractionner cette dose en 4 ou 6 fois. Si les effets ne sont pas suffisants, si, après 24 heures, les douleurs ne diminuent pas beaucoup, si la température ne commence pas à baisser après 36 heures, nous augmentons jusqu'à

8 grammes; si, au contraire, les effets sont manifestes, nous diminuons la dose après 3 jours, mais nous avons toujours soin de continuer le traitement pendant un certain temps encore. Rien n'est plus fréquent que de voir survenir une récidive après un traitement trop hâtivement suspendu. Le mieux est donc de diminuer les doses lentement, de 1 gramme chaque jour, par exemple, et de les maintenir quatre à cinq jours après la disparition de tout accident morbide.

Comment prescrire le salicylate de soude? On peut l'administrer en *solution* ou en *poudre*, soit sous forme de cachets, soit sous forme de paquets qu'on peut faire dissoudre dans un liquide tel que tisane, grog, lait, etc., ou qu'on enrobe dans du pain azyme.

Les formules de potions antirhumatismales ne manquent pas; en voici quelques-unes :

| | |
|---|---|
| Salicylate de soude.................. | 4 à 8 gr. |
| Eau distillée..... ........ ....... ... | 80 — |
| Sirop simple.......... ........... | 30 — |
| Rhum.......................... | 10 — |

à prendre en quatre fois dans la journée. Ou bien encore :

| | |
|---|---|
| Eau.................. ........... | 250 gr. |
| Salicylate de soude................ | 15 gr. |

Chaque cuillerée représente un gramme de salicylate de soude; on en prend une ou deux, trois ou quatre fois au courant de la journée dans une tasse de thé ou dans un grog. On prescrit aussi assez souvent le salicylate de soude associé au bicarbonate de soude (Bouchard), à la dose de 10 grammes par jour, ou bien encore on fait prendre en même temps au malade de l'eau de Vichy.

Si l'on utilise le plus souvent la voie gastrique sans aucun inconvénient, on peut aussi être obligé de recourir à un autre mode d'administration. Ainsi M. Bourget (de Lausanne) traite tous les cas de rhumatisme aigu en faisant pénétrer l'acide salicylique dans l'économie par la voie cutanée. Il enveloppe les articulations malades de bandes de flanelle après les avoir frictionnées, sans la moindre énergie, avec une pommade salicylée. Voici les diverses formules qu'il conseille :

| | |
|---|---|
| Acide salicylique.................. | ãa 10 gr. |
| Lanoline.............................. | |
| Essence de térébenthine............. | |

Ou bien encore :

| | |
|---|---|
| Acide salicylique.................... | 10 gr. |
| Axonge............................... | 90 — |

Avec la première formule, l'analyse chimique démontre, déjà une 1/2 heure après l'enveloppement, la présence de l'acide salicylique dans les urines ; celle-ci n'est manifeste, avec la seconde, qu'après 1 heure ; si l'on emploie comme véhicule la vaseline ou la glycérine, l'absorption est beaucoup plus lente ou quelquefois à peine sensible.

Cette méthode se recommande, dit son auteur, par sa grande facilité d'application et surtout sa rapidité d'action ; en quelques heures les douleurs sont notablement calmées. Ruel (1) emploie aussi le même mode de traitement, mais il a recours plus volontiers à la formule suivante :

| | |
|---|---|
| Acide salicylique.................. | 20 gr. |
| Alcool absolu........................ | 100 — |
| Huile de ricin........................ | 200 — |

(1) Ruel, *Revue médic. de la Suisse rom.*, 1893, *p.* 484.

On applique sur les articulations malades des compresses fortement imbibées de cette solution, on recouvre d'un tissu imperméable et on fixe le tout au moyen d'une bande de flanelle. L'application est répetée matin et soir.

Dans les quelques cas où nous avons essayé cette méthode, elle nous a semblé produire des effets favorables, mais moins rapides cependant que si l'on a recours à la voie gastrique. C'est à certaines formes de rhumatisme subaigu que nous la réserverions plus volontiers.

Cette méthode n'est du reste pas nouvelle puisqu'en 1879 Bochefontaine avait déjà préconisé l'application, autour des articulations malades, de compresses imbibées d'une solution à 5 0/0 de salicylate de soude, solution qu'il avait soin de neutraliser avec une ou deux gouttes d'ammoniaque.

Une autre méthode d'administration des préparations salicylées est celle que préconise Erlanger. Après avoir bien débarrassé le rectum par un grand lavement, il fait prendre et garder au malade le petit lavement suivant, qu'il introduit dans l'intestin au moyen d'une sonde poussée à 15 centimètres dans l'intestin :

| | |
|---|---|
| Salicylate de soude.................. | 6 à 8 gr. |
| Teinture d'opium.................... | 1 gr. 50 |
| Eau bouillie.......................... | 100 gr. |

L'action du salicylate de soude serait plus rapide que si on l'administre par l'estomac.

**Accidents que peuvent déterminer les préparations salicylées. Du salicisme.** — Dès le début de l'emploi de la méthode salicylée dans le rhumatisme articulaire aigu, ses adversaires ont rapporté plusieurs cas d'accidents graves qu'ils imputaient au médicament. On doit reconnaître aujourd'hui que ces accidents sont très exceptionnels et qu'ils ne revêtent jamais une forme grave.

Les plus fréquents, dont nous avons déjà parlé en passant en revue les propriétés physiologiques de l'acide salicylique et du salicylate de soude, sont les TROUBLES GASTRIQUES. Depuis que l'on emploie le salicylate de soude, ils sont bien moins fréquents que lorsqu'on avait recours à l'acide salicylique. Toutefois, il peut survenir des *nausées*, des *vomissements* même; mais ces accidents disparaissent bien vite dès que l'on cesse l'usage du médicament; si l'estomac devient intolérant, on peut alors administrer le salicylate de soude par le rectum ou au moyen d'applications cutanées.

Après les accidents gastriques ce sont les TROUBLES DU CÔTÉ DE L'OUÏE qu'on observe le plus fréquemment : *bourdonnements d'oreilles*, *surdité passagère*, phénomènes rarement accompagnés de vertiges comme dans l'intoxication par la quinine, tels sont les symtômes les plus habituels. Exceptionnellement ces accidents peuvent persister après la cessation du médicament; dans quelques cas rares on les a vus durer plusieurs mois.

D'après des constatations anatomiques faites sur des animaux soumis à la médication salicylée par Kirchner ces troubles auditifs dépendraient d'hypérémies et d'hémorrhagies de la caisse ou de congestion des vaisseaux du labyrinthe.

Pour parer à ces inconvénients les médecins anglais avaient proposé l'emploi de l'acide bromhydrique comme anémiant du labyrinthe, et c'est dans le même ordre d'idées que Schilling a eu recours, en pareil cas, à l'administration d'une infusion de seigle ergoté ou d'une faible quantité d'ergotine.

L'action toxique des préparations salicylées du côté des CENTRES NERVEUX a été admise par un grand nombre d'auteurs : on a signalé la *céphalalgie*, le *délire*, l'*agitation* ou bien l'*insomnie*. Dans quelques cas, le fait ne paraît guère douteux mais, pour un grand nombre, la démonstration n'est pas suffisamment probante pour entraîner la conviction. En tous cas, le traitement salicylé ne semble être pour rien dans l'apparition du rhumatisme cérébral. La plupart des médecins qui ont déjà une pratique assez longue, considèrent même que les accidents cérébraux du rhumatisme sont depuis quelques années devenus plus rares que jadis.

A. Garrod, Greenhow citent des cas où des accidents de COLLAPSUS CARDIAQUE survinrent au cours du traitement salicylé; ils disparurent très rapidement une fois la cessation complète du médicament; ils sont rares, mais il ne faut pas les oublier, car ils peuvent facilement induire en erreur.

On a signalé encore des HÉMORRHAGIES par diverses voies, les *épistaxis*, fait qui n'est pas exceptionnel; une ou deux fois, paraît-il, une *hémorrhagie rétinienne*, des *hématuries*, plus souvent des *métrorrhagies* (Fürbringer).

L'*urticaire* a été observée ainsi qu'une *éruption scarlatiniforme* par Leube et Freudenberg, mais cela n'est point pour nous étonner.

L'ALBUMINURIE salicylique est plus sujette à discussion : les préparations salicylées sont-elles susceptibles de déterminer une lésion rénale ? Le fait n'est point improbable car il n'est pas, pour ainsi dire, de médicament, de poison si peu actif qu'il soit, qui ne puisse donner lieu à une néphrite toxique; mais, à coup sûr la néphrite salicylique est beaucoup plus rare que la néphrite cantharidienne, la néphrite mercurielle.

Enfin, il faut ne pas oublier aussi que le rhumatisme, en tant que maladie infectieuse, détermine parfois une albuminurie passagère; celle-ci est même beaucoup moins rare qu'on ne se l'imagine, surtout dès le début de l'attaque, mais elle ne dure généralement pas plus de 3 ou 4 jours (Wagner, Capitan, Chéron, Saint-Germain).

Quand l'albuminurie prend la valeur d'un symptôme important, lorsqu'elle dure, c'est que presque toujours il s'agit d'un rhumatisme grave ou compliqué de lésions viscérales. Nous avons, de notre côté, bien souvent recherché et constaté l'existence de cette albuminurie au début du rhumatisme, alors qu'elle faisait défaut quelques jours plus tard, une fois que le traitement salicylé avait été institué. Sans aucun doute, on a dû souvent exagérer l'influence nocive des préparations salicylées sur les reins.

En résumé, les accidents du salicisme existent, mais ils sont rares et très exceptionnellement graves; on peut dire que, s'il faut surveiller son malade, il n'y a pas cependant à redouter des accidents toxiques sérieux et que, s'ils survenaient, en bien peu de temps, avec la suspension de la médication, ils s'atténueraient et disparaîtraient.

**Contre-indications de la médication salicylée.** — Les contre-indications à l'emploi des préparations salicylées sont peu nombreuses.

Il n'en existe à proprement parler que deux principales, l'existence d'une *néphrite concomitante*, la *grossesse*.

Encore faut-il bien spécifier à quelle variété de néphrite on a affaire ; nous avons dit que l'albuminurie était relativement fréquente au cours du rhumatisme et nous ne pensons pas, lorsqu'elle est peu abondante, que la quantité des urines est normale, qu'il y ait là une contre-indication absolue; bien au contraire, nous avons vu plusieurs fois ce symptôme disparaître en même temps que les arthrites sous l'influence du salicylate de soude.

L'existence d'une néphrite antérieure, d'une néphrite chronique place le problème dans une situation toute différente. En pareil cas, nous n'administrons le salicylate de soude qu'avec les plus grandes précautions et à doses très faibles, et fréquemment nous préférons avoir recours à des préparations différentes, telles que l'antipyrine ou encore l'asaprol.

Pour ce qui concerne la *grossesse*, les mêmes recommandations sont valables. L'action des préparations salicylées sur l'utérus est assez analogue à celle qu'exercent les sels de quinine (Bucquoy, Sabatowski, Balette) et nous préférons, surtout s'il s'agit d'une grossesse de quelques mois seulement, renoncer entièrement à l'usage des composés salicylés.

Ajoutons enfin que, dans le cas où surviennent des complications cérébrales, la médication salicylée doit être suspendue; nous avons alors d'autres moyens thérapeutiques à notre disposition.

Plusieurs médecins cependant ne craignent pas d'administrer des préparations salicylées alors qu'il y a du délire (Talamon); son emploi serait seulement contre-indiqué dans les cas de rhumatisme cérébral avec hyperpyrexie, mais combien sont rares ces accidents !

A part ces conditions particulières, il n'y a pas de contre-indication absolue à l'emploi des composés salicylés sagement administrés et prudemment surveillés.

---

## CHAPITRE IV

### Des médications succédanées du salicylate de soude dans le traitement du rhumatisme articulaire aigu.

A côté de l'acide salicylique, du salicylate de soude, on a préconisé dans le rhumatisme aigu un très grand nombre de médicaments, et la liste en serait bien longue si l'on voulait seulement les énumérer. Les plus anciennement employés n'ont réellement, depuis l'emploi des préparations salicylées, qu'un intérêt au point de vue de l'histoire de la thérapeutique, et dans un livre, qui a pour but exclusivement le côté pratique de la médecine, nous ne pourrons que les passer rapidement en revue. C'est ainsi qu'on a recommandé les *préparations mercurielles*, le *tartre stibié*, préconisé surtout par Laënnec, Daure, Bricheteau, le *perchlorure de fer*, l'*aconit*, le *cyanara*, le *gaïac*, le *veratrum viride*, etc., etc.

Se basant sur cette idée que le rhumatisme articulaire aigu était dû à un défaut d'alcalinité du sang, beaucoup d'auteurs, les Anglais surtout, Wright, Fuller, Garrod, ont préconisé le *traitement alcalin.* On espérait ainsi maintenir la solubilité de la fibrine, empêcher son dépôt sur les valvules du cœur, et, d'un autre côté, augmenter la quantité des urines et faciliter l'expulsion de la matière peccante. Dans cette idée on a prescrit le *bicarbonate de soude*, à la dose de

2 à 10 grammes par jour, le *bicarbonate de potasse*, les citrates ou acétates alcalins, le *nitrate de potasse* jusqu'à la dose de 60 grammes dans les 24 heures!

De même, entraîné par des idées théoriques opposées aux précédentes, on a prescrit les médicaments acides, le *jus de citron*, les *citrates acides*.

Le *chlorhydrate de triméthylamine* ou *propylamine*, avant l'emploi du salicylate de soude, a également donné de très beaux résultats, particulièrement à Dujardin-Beaumetz en 1873; mais il n'est plus employé depuis 1877. On le prescrivait à la dose de 50 centigrammes à 1 gramme dans les 24 heures.

Parmi toutes ces médications, auxquelles il faudrait encore ajouter la méthode systématique des *saignées*, des *vésicatoires*, aucune n'est employée aujourd'hui. Il n'en est qu'une qui, dans certaines conditions, peut rendre de réels services : c'est la *médication quinique* qui passait, il y a peu d'années encore, pour la plus efficace (Besnier); Haygarth, Morton, Fothergill employaient l'écorce de quinquina, à laquelle Briquet préféra le sulfate de quinine. Par son action analgésiante sur le système nerveux, par son action antithermique, il a rendu des services incontestables avant l'emploi des préparations salicylées.

A côté du salicylate de soude, il est un grand nombre de médicaments qui peuvent le remplacer avantageusement quand il existe une contre-indication; plusieurs même peuvent lui être comparés sans défaveur dans leur mode d'action rapide et efficace.

Parmi ceux-ci les uns ne sont en réalité que des dérivés de l'acide salicylique, les autres sont essentiellement différents par leur composition chimique.

## § 1. — Dérivés de l'acide salicylique

**Salol.** — Le salol est le salicylate de phénol. Il appartient par conséquent à la série salicylée ; il contient 38 0/0 de phénol.

Préconisé par Bradford dans le rhumatisme articulaire aigu, il a été expérimenté par nombre d'auteurs, par Kleefeld (1), par Behm (2), etc., qui en ont obtenu de bons résultats.

Les troubles gastriques surviendraient moins fréquemment qu'avec le salicylate de soude ; les bourdonnements d'oreilles seraient moins fréquents, les accidents de collapsus moins à redouter.

Il se dédouble dans l'intestin sous l'influence du suc pancréatique en acide salicylique et en phénol.

La dose à laquelle il convient de l'administrer varie de 4 à 6 grammes suivant l'intensité des cas.

Nous l'avons expérimenté à plusieurs reprises avec succès, mais sans qu'il nous parût supérieur en quoi que ce soit au salicylate de soude.

Peut-être est-il pris plus facilement que le salicylate de soude, mais son insolubilité dans l'eau est un grand inconvénient, surtout s'il s'agit de malades, comme les enfants, qui ne prennent les cachets qu'avec la plus grande difficulté.

Enfin, le salol n'est pas un médicament aussi dépourvu d'inconvénients qu'on veut bien le dire ; sa richesse en phénol doit, en particulier, inviter le médecin à en surveiller très scrupuleusement l'emploi. Si les urines prennent une coloration verdâtre foncée, il faudra en suspendre l'usage.

(1) Kleefeld, *Berl. klin. Woch.*, 1887, p 68.
(2) Behm, *ibid.*, 1887, p. 231.

Utile dans les cas où le salicylate de soude a échoué ou lorsqu'il s'agit de rhumatisme à résolution lente, nous lui préférons, pour les cas aigus, le salicylate de soude qui peut être prescrit avec bien moins de réserve à notre avis, même lorsqu'il existe des troubles du côté des fonctions urinaires.

La véritable indication du salol est, à notre avis, bien moins le rhumatisme, que la désinfection de l'intestin. En effet, dans les diarrhées putrides, le salol est le désinfectant de choix et il agit avec une très grande rapidité.

**Salicylamide.** — Le salicylamide est l'amide de l'acide salicylique; il a été obtenu par Limpricht et expérimenté par un médecin canadien, M. Nesbitt. D'après ce dernier, il agirait à dose moindre que l'acide salicylique et serait beaucoup plus soluble que lui. M. Nesbitt le prescrit à la dose maxima de 1 gramme par jour, par dose de 0 gr. 15 centigr., répétée toutes les heures, ou de 25 centigr. toutes les trois heures.

Ce médicament est peu connu et peu usité en France.

**Salophène.** — Le salophène ou acétylparamidophénol a été introduit dans la thérapeutique en 1891 par Guttmann ; c'est une substance cristallisée, peu soluble dans l'eau, mais soluble dans l'alcool et dans l'éther et qui n'a ni odeur ni saveur.

Contenant 51 0/0 d'acide salicylique, Guttmann a pensé qu'elle devait être efficace dans le rhumatisme articulaire aigu. En effet, à des doses quotidiennes de 6 grammes, on obtient les mêmes effets qu'avec le salicylate de soude. C'est du reste en partie sous cette forme qu'il est éliminé de l'économie; ne se dédoublant que dans les milieux alealins il n'agit probablement que lorsqu'il a passé de l'estomac dans l'intestin.

Dernièrement encore Müller-Darier, puis R. Drews (1) ont expérimenté avec le plus grand succès le salophène dans le rhumatisme infantile. Donné à la dose de 0 gr. 30 centigr. à 0 gr. 50 centigr. toutes les deux heures jusqu'à la dose totale de 5 gr. par 24 heures, ils ont vu les accidents disparaître en trois ou quatre jours.

Les avantages du salophène sur le salicylate de soude consisteraient surtout en l'absence de tout phénomène secondaire fâcheux, tels que bourdonnements d'oreilles, vertiges, surdité, vomissements, etc., qu'on a signalés parfois avec le salicylate de soude.

Le seul inconvénient qui peut lui être reproché, ce sont des sueurs profuses survenant une demi-heure après l'administration du médicament.

Les recherches plus récentes de Lavrand (2) sont également confirmatives de celles de Guttmann (3).

**Salipyrine.** — La salipyrine ou salicylate d'antipyrine a été, comme le salophène, expérimentée par Guttmann en 1890. La salipyrine contient pour 100 57.7 parties d'antipyrine et 42.3 d'acide salicylique.

Son action serait très efficace dans le rhumatisme articulaire aigu où Guttmann la prescrit à la dose de 6 grammes par jour, répartie en six prises d'un gramme. Malheureusement, cette substance est peu

(1) R. Drews, *Allg. med. Centr.-Bl.* n° 60, 1894.

(2) Lavrand, *Journ. des Sc. méd. de Lille*, 22 déc. 1894.

(3) Tout dernièrement encore, M. Marie (*Soc. méd. des hôp.* 31 mai 1895), a expérimenté avec succès le salophène. Il recommande de fractionner les doses et de ne pas dépasser 4 grammes en 24 heures.

soluble dans l'eau, et on doit la prescrire le plus souvent en cachets.

M. Trachtenberg (de Helsingfors), puis Hennig (de Königsberg) ont expérimenté également la salipyrine avec succès. D'après ce dernier, le moment le plus favorable pour l'administration de la salipyrine serait l'après-midi; il faut recourir à des doses faibles mais très fréquemment répétées. On obtient ainsi le maximum d'effet du médicament.

Voici la formule à laquelle M. Hennig a recours le plus volontiers :

| | | |
|---|---|---|
| Salipyrine | 6 | gr. |
| Glycérine | 14 | — |
| Sirop de framboises | 30 | — |
| Eau distillée | 40 | — |

Mêlez. — Prendre le contenu du flacon dans le courant de l'après-midi, par cuillerées à bouche toutes les 15 à 30 minutes.

**Salinaphtol.** — Le salinaphtol ou salicylate de naphtol, étudié par Kobert et Lépine a été aussi expérimenté dans le rhumatisme articulaire aigu, parfois avec succès : il se décompose sous l'influence des sucs intestinaux en ses deux constituants.

**Bétol.** — Le bétol est très analogue comme constitution au salinaphtol ; il en diffère par l'existence en moins de 2 H ; de même que lui, il peut aussi être utilisé comme succédané du salicylate de soude dans un certain nombre cas de rhumatisme articulaire aigu.

**Malakine.** — La malakine, autre composé salicylé (combinaison de l'aldéhyde salicylique et de la paraphénétidine) nullement nocif, même à doses de 4 à 6 grammes par jour, posséderait (1)

(1) Jaquet *Progr. méd.*, 23 déc. 1893, et Montagon, *Loire méd.*, 15 juillet 1894.

des propriétés antirhumatismales très prononcées.

**Saligénine.** — D'après M. Lederer, la saligénine ou alcool orthooxybenzylique agirait très efficacement dans le rhumatisme articulaire aigu, à la dose 1 gr. 50 à 3 grammes dans les 24 heures, par doses de 0,50 à 1 gramme toutes les 4 à 5 heures.

Enfin le **dithiosalicylate de soude** été utilisé, paraît-il, avec succès en Allemagne.

## § 2. — AUTRES MÉDICAMENTS NON DÉRIVÉS DE L'ACIDE SALICYLIQUE

Parmi les principaux médicaments qui ont donné des résultats comparables à certains égards à ceux obtenus par les préparations salicylées, il faut citer surtout l'*antipyrine*, l'*asaprol* et le *phénocolle*.

**Antipyrine.** — Elle a été expérimentée par de nombreux thérapeutes, en particulier par Alexander, A. Fraenkel et Demme. Eich, dans le service d'Immermann, à Bâle, Lenhartz, Secrétan à Lausanne, E. Clément à Lyon, Chauffard à Paris, et beaucoup d'autres la recommandent dans les cas où le salicylate de soude est contre-indiqué; quelques-uns même l'utilisent de préférence aux préparations salicylées en obtenant, disent-ils, les mêmes effets analgésiques et antithermiques.

Il faut la prescrire à doses assez élevées, au minimum 3 gr., mais ces doses peuvent être portées à 6 ou au besoin à 8 grammes; dans ces conditions, la défervescence est aussi rapidement obtenue qu'avec le salicylate de soude.

Administrée même à doses élevées, l'antipyrine ne présenterait pas d'inconvénients; elle aurait, en outre, l'avantage de ne pas provoquer d'accidents cérébraux d'aucune sorte et de ne pas être l'origine de troubles gastriques.

Pour notre part, nous avons eu recours à plusieurs reprises à l'antipyrine dans le rhumatisme articulaire aigu et nous en avons obtenu d'excellents résultats; mais nous ne lui voyons aucun avantage sur le salicylate de soude. Bien plus, nous ne considérons pas que l'antipyrine, administrée à de très hautes doses, soit sans inconvénient ni sans danger.

Elle provoque en effet facilement des sueurs abondantes, quelquefois aussi des accidents de collapsus cardiaque; pour ce qui concerne les troubles digestifs, ils sont au moins aussi fréquents que ceux observés avec le traitement salicylé. Enfin, l'antipyrine est assez fréquemment l'origine d'éruptions diverses, scarlatiniformes, rubéoliformes, etc. Le plus souvent, ces éruptions sont caractérisées par de larges placards, de coloration violacée, lie de vin, qui apparaissent sur les surfaces d'extension des genoux et des poignets.

Jusqu'à présent nous lui préférons les préparations salicylées; mais, dans les cas où celles-ci sont contre-indiquées, comme dans la grossesse ou bien quand il existe une albuminurie prononcée, nous employons volontiers l'antipyrine, sans dépasser cependant la dose de 3 grammes par jour. Il n'est cependant pas encore démontré que l'antipyrine, qui diminue la sécrétion urinaire, soit toujours sans effet nuisible dans les cas où existent des lésions rénales.

Dans certains rhumatismes traînants, accompagnés de douleurs, nous avons aussi recours fréquemment à l'antipyrine, ou mieux encore à la salipyrine, en même temps que nous instituons les autres médications appropriées.

Comme nous le dirons plus loin, la salipyrine et l'antipyrine nous semblent être les moyens de choix quand il s'agit de combattre les poussées douloureuses du rhumatisme subaigu ou les poussées aiguës du rhumatisme chronique. De tous les médicaments analgésiques, ce sont ceux-là qui nous ont presque toujours donné les meilleurs résultats.

Quand on se décidera à prescrire l'antipyrine, on aura recours à une solution aqueuse; nous avons toujours l'habitude de lui adjoindre une quantité à peu près égale de bicarbonate de soude, celui-ci nous ayant semblé prévenir les troubles gastriques.

Voici, par exemple, un exemple de formule :

| | |
|---|---|
| Antipyrine...... ............... } Bicarbonate de soude............ } | ãa 15 gr. |
| Eau......................... | 250 — |

A prendre : une cuillerée à soupe toutes les heures, dans le courant de l'après-midi dans un peu d'eau édulcorée de sirop de menthe.

Chaque cuillerée représentant à peu près un gramme, on peut ainsi augmenter ou diminuer la dose suivant les besoins.

On peut encore administrer l'antipyrine en cachets ou bien, en cas de nécessité, dans un lavement additionné d'un jaune d'œuf.

**Asaprol.** — L'asaprol est un dérivé α monosulfoné du naphtol β à l'état de sel calcaire. Contrairement au naphtol β, et c'est là un très grand avantage, ce sel est facilement soluble dans l'eau et l'alcool. Sa toxicité est très faible.

D'après les expériences de M. Stackler faites à l'hôpital Cochin dans le service et le laboratoire de Dujardin-Beaumetz, l'asaprol se serait montré un antiseptique, mais surtout un médicament antithermique-analgésique d'une certaine valeur.

Dans le rhumatisme, à la dose de 1 à 4 grammes, il a paru avoir d'heureux effets.

Sa très faible toxicité, sa grande solubilité, qui en facilitent l'emploi, doivent le recommander à l'attention. Voici par exemple, une formule à laquelle on peut avoir recours :

| | |
|---|---|
| Asaprol .......................... | 10 gr. |
| Eau .... .......................... | 160 — |

A prendre deux à quatre ou cinq cuillerées à bouche par jour, dans un grog chaud léger.

**Phénocolle.** — Le phénocolle n'est pas autre chose que la combinaison de la phénacétine et du glycocolle; il forme avec l'acide chlorhydrique un sel soluble dans 16 parties d'eau froide, tandis que la phénacétine est à peu près insoluble ; c'est la préparation la plus employée. Comme la phénacétine, le phénocolle et le chlorhydrate de phénocolle, sont des médicaments qui appartiennent à la grande classe des médicaments antithermiques et analgésiques.

Aussi a-t-on expérimenté le phénocolle là où d'autres substances analogues avaient échoué ; il s'est montré un bon médicament antithermique ; dans d'autres cas (Prati, Novi, Venturini), il aurait donné des succès dans les fièvres intermittentes.

Hertel, assistant de Gerhardt, l'a aussi expérimenté dans le rhumatisme aigu. Il aurait une action très manifeste sur l'élément douleur, mais peut-être est-il moins un médicament antirhumatismal qu'un analgésique, car la température est toujours moins influencée que la douleur ; elle ne s'abaisse qu'après la disparition des symptômes locaux.

**Antifébrine** — L'antifébrine ou acétanilide a été employée par Snyers dans le rhumatisme, à la dose de 20 ou 25 centigrammes, jusqu'à concurrence de 1 gr. 50 ou 2 grammes.

Les effets obtenus seraient assez semblables à ceux de l'antipyrine ; pour notre part, étant donné les inconvénients de l'acétanilide et surtout les accidents qu'elle peut provoquer, nous lui préférons l'antipyrine, plus facilement maniable. L'acétanilide est comme l'antipyrine un médicament analgésique et doit être réservée pour des indications spéciales ; du reste, dans certains cas de rhumatisme aigu, cette médication a entièrement échoué, même à la dose déjà dangereuse de 3 grammes par jour.

Dans les cas où on voudrait employer l'antifébrine il faudrait, à cause de son peu de solubilité dans l'eau, la prescrire en cachets ou bien encore en solution dans du vin ou dans l'élixir de Garus, par exemple suivant la formule suivante :

| | |
|---|---|
| Antifébrine | 2 gr. |
| Elixir de Garus | āā 40 — |
| Sirop de capillaire | |
| Eau distillée | 60 — |

Chaque cuillerée à soupe représente environ 25 centigr. d'acétanilide. A prendre de 3 à 6 cuillerées au cours de la journée.

Après avoir passé en revue les différents moyens qui ont été utilisés dans le traitement du rhumatisme articulaire aigu, il reste à nous demander de quelle façon on doit les employer, de quelle manière on doit seconder leurs effets, en un mot quelles en sont, suivant les circonstances, les indications thérapeutiques.

Nous passerons donc successivement en revue les indications qui se présentent lorsqu'il s'agit simplement d'une *attaque articulaire* proprement dite, lorsqu'il s'agit d'un rhumatisme s'accompagnant de lésions viscérales, d'un *rhumatisme viscéral* à proprement parler, et enfin nous aurons aussi à nous occuper des *suites du rhumatisme articulaire aigu* et des conditions hygiéniques qui s'imposent à tout malade qui cherche à éviter l'apparition de nouveaux accès.

---

# CHAPITRE V

## Traitement de l'attaque articulaire du rhumatisme aigu.

Lorsqu'il s'agit d'une première attaque de rhumatisme articulaire aigu, on a presque toujours affaire à un sujet encore jeune ; ce n'est pas à dire que cette maladie ne puisse pas s'observer à tous les âges de la vie, ou dans l'extrême jeunesse ou même à un âge avancé, mais sa plus grande fréquence appartient bien certainement à l'adolescence ; le rhumatisme articulaire est une maladie de la période d'évolution.

Dès l'apparition des douleurs articulaires, douleurs qui s'accompagnent d'une température plus ou moins élevée, variant de 38° à 39° ou même davantage, plus tôt même si l'apparition d'un malaise général ou de cette angine prémonitoire, si fréquemment observée, permet de supposer l'origine rhumatismale de la maladie qui est sur le point d'évoluer, il faut prescrire le traitement approprié. En effet, plus peut-être que dans d'autres affections, il faut agir d'emblée de façon à prévenir l'apparition possible de complications viscérales qui, à elles seules, comportent le pronostic du rhumatisme articulaire aigu.

Malheureusement l'angine du rhumatisme, *qui existe fréquemment* (1), ne précédant que de très peu les

(1) Kingston Fowler dit qu'elle existe dans 80 0/0 des cas de

manifestations articulaires, d'un jour ou deux tout au plus, il est rare que le médecin soit consulté dès le début des accidents; d'un autre côté, le serait-il, que l'angine, la pharyngite rhumatismale, n'a vraiment pas des symptômes suffisamment précis pour qu'on en puisse caractériser la nature. Il faut avouer que, lors même qu'on se rappellerait ce que disait Lasègue de l'angine rhumatismale : qu'elle est douloureuse, hors de proportion avec l'étendue de la fluxion pharyngée et que, le plus souvent, elle se localise de préférence sur l'isthme du gosier et la paroi postérieure du pharynx, le diagnostic n'en est pas généralement fait et que le médecin ne le pose que lors de l'apparition des douleurs articulaires.

Que doit-il faire alors? Un certain nombre d'articulations sont prises, les douleurs sont vives, la fièvre oscille aux environs de 39°, 39°5 avec quelques rémissions matinales.

Le malade doit, bien entendu, garder le lit et un repos aussi complet que possible ; le lit lui-même sera autant que possible protégé contre les courants d'air; les draps seront tenus chauds, mais il faudra avoir soin qu'ils ne soient pas trop lourds, car, par leur propre poids, ils occasionnent souvent des souffrances très vives. C'est dire que, le plus souvent, il est bon d'avoir recours à l usage de cerceaux de fer qui empêchent la pression des draps sur les articulations malades.

En même temps, on évitera toute secousse inutile qui puisse occasionner au lit, dans lequel est couché le malade, un mouvement quelconque; en effet, la

rhumatisme, tandis que M. de Saint-Germain ne l'a constatée qu'une fois sur trois.

moindre trépidation est souvent douloureusement ressentie.

*Traitement local.* — Localement, on fera sur les articulations malades quelques onctions avec un liniment calmant, baume tranquille ou mieux encore avec le liniment suivant :

| | |
|---|---|
| Huile de jusquiame.......................... | ãa 15 gr. |
| Chloroforme.................................. | |
| Laudanum..................................... | |

Pour usage externe.

Puis, celles-ci seront enveloppées d'ouate et d'un taffetas imperméable, taffetas gommé, gutta-percha, etc., le tout maintenu par quelques tours d'une bande de flanelle. Nous avons, à maintes reprises, eu recours au liniment salicylé, dont nous avons donné la formule plus haut, et cela avec les plus heureux résultats, sans que pour cela nous renoncions à l'usage interne des préparations salicylées. Ce liniment sera celui de Bourget ou celui de Ruel (voir plus haut, page 25).

Habituellement, nous préférons employer une dose moindre d'acide salicylique, tout en maintenant l'usage interne du salicylate de soude ; voici la formule à laquelle nous avons habituellement recours :

| | |
|---|---|
| Acide salicylique.................. | 5 gr. |
| Alcool à 90°........................ | 30 — |
| Huile de jusquiame.................. | ãa 60 gr. |
| Huile de ricin...................... | |
| Essence de Wintergreen.............. | XX gouttes. |

Pour usage externe.

*Régime.* — Il existe presque toujours, en même temps que les manifestations articulaires, un état saburral assez prononcé des voies digestives : la langue est blanche, large, étalée ; aussi est-il indiqué de ne prescrire au malade qu'une alimentation très légère, des potages, des bouillons et surtout du lait. Celui-ci, outre son rôle d'aliment, a encore l'avantage d'être un excellent diurétique.

Il faut, en effet, favoriser chez le rhumatisant la diurèse dans les plus grandes limites et il est toujours indiqué de lui prescrire des boissons abondantes. Le malade, du reste, s'y prête le plus souvent volontiers, car les sueurs abondantes, la température élevée, exagèrent habituellement la soif.

Comme boisson, on aura recours à la limonade, à l'eau de Seltz, à l'eau de Vichy, ou de Contrexéville qui servira à couper le lait, aux tisanes diverses, dont les plus connues et les plus classiques sont la tisane de feuilles de frêne, et surtout l'infusion de Reine des prés, qui, entre autres avantages, a celui de contenir de petites quantités de salicylate de méthyle.

Le régime alimentaire, dans le traitement du rhumatisme, n'a, du reste, rien d'absolu, et, s'il est préférable dans les cas où les phénomènes inflammatoires, fluxionnaires sont très prononcés, d'être sévère, dans les cas à marche plus torpide ou bien lorsqu'il s'agit d'un sujet débilité, anémié, on peut instituer une alimentation plus généreuse : au lait, aux potages, on pourra adjoindre de l'alcool, tel que cognac, rhum, etc., le tout pris en faible quantité, sous forme de grog.

On ne peut donc, à cet égard, poser des règles absolues, et il faut se laisser guider par les circonstances: régime léger, boissons abondantes, destinées à favoriser la diurèse et par suite l'élimination des produits de désassimilation d'origine azotée, qui s'accumulent dans l'organisme, telles sont les deux grandes règles de l'hygiène alimentaire.

*Traitement médicamenteux.* — En même temps, et dès le début de la maladie, il faut instituer le traitement salicylé, qui, comme nous l'avons dit plus haut, ne présente, pour ainsi dire, aucune contre-indication formelle. Dans le cas le plus commun, le cas franchement aigu, c'est le premier médicament auquel on doit avoir recours.

Les douleurs sont-elles vives, la température élevée, nous le prescrivons d'emblée à la dose de 6 grammes dans les vingt-quatre heures et, à moins de contre-indications absolues, nous avons recours à la voie buccale, soit sous forme de potions, soit sous forme de cachets, en utilisant les formules que nous avons données dans un des chapitres précédents (voir plus haut, page 24).

Contrairement à la méthode recommandée par Stricker et qui consistait, comme on le sait, à faire prendre des doses massives, nous préférons, avec la plupart des médecins français, prescrire la potion ou les cachets par doses fractionnées de 1 gramme. En même temps, il faut surveiller attentivement l'état du malade, l'état des voies digestives, la courbe de la température, la quantité des urines, la présence ou l'absence d'albumine, la réaction salicylurique etc., en un mot, voir si la médication salicylée est bien supportée, s'il ne survient point de phénomènes d'intolérance du côté des voies digestives ou des organes des sens, de l'oreille en particulier, et en même temps constater si la médication est réellement efficace.

Quand la polyarthrite rhumatismale est dépourvue de complications, qu'aucun phénomène d'intolérance ne survient, on voit déjà au bout de 24 à 36 heures les douleurs diminuer d'intensité, puis la température baisser pour atteindre après trois jours environ son chiffre normal, en même temps que le gonflement articulaire devient beaucoup moindre.

Dès que le thermomètre est redescendu à un chiffre normal, que les douleurs ont disparu, il faut diminuer la quantité de salicylate de soude prescrite : de 6 grammes on descend à 4 grammes, puis après deux jours, à 2 grammes, mais il est indispensable, même lorsque tous les symptômes morbides ont disparu, de continuer la médication salicylée durant quelques jours encore.

En effet, suspendue trop tôt, on serait exposé à voir survenir de nouveau de la fièvre et des douleurs arculaires, constituant ainsi une rechute plus ou moins sérieuse.

Il faudra de même ne pas laisser le malade se lever trop tôt et attendre, pour cela, plusieurs jours que tout phénomène articulaire, tout gonflement aient entièrement disparu.

A côté de la médication salicylée, il peut se présenter aussi quelques autres indications à remplir ; c'est ainsi qu'il ne faudrait pas hésiter, s'il existe une constipation quelque peu tenace, à recourir à l'emploi des purgatifs, dont les principaux seront le sulfate de soude, à la dose de 20 à 30 grammes, ou le sel de Seignette (30 grammes) ou même toute autre eau purgative minérale (Rubinat, Carabana, etc.) à faible dose.

Enfin, les sueurs sont-elles profuses, abondantes, on pourra, suivant le conseil de quelques médecins, prescrire de petites doses de *sulfate d'atropine*, par exemple un granule d'un demi ou d'un milligramme. Cette indication se présente cependant dans des cas très rares. Il ne faut pas oublier non plus que la peau est une voie d'élimination importante, qu'il ne faut pas négliger, et que les sueurs ont peut-être un rôle à jouer. C'est, en tout cas, cette idée qui a fait préconiser à M. Moritz (de Saint-Pétersbourg) les bains chauds associés au traitement salicylé.

Voici, à titre de curiosité, la manière dont il procède : il commence par donner un bain de 38 à 41°, d'une durée de 20 minutes environ; puis le malade est transporté dans son lit, enveloppé de couvertures de laine ; on lui administre une dose de salicylate de soude, puis une boisson chaude. Peu de temps après surviennent des sueurs abondantes qu'on laisse persister pendant une demi-heure environ. On découvre alors le malade, membre après membre, on lui fait une ablution avec de l'eau fraîche sur les différentes parties du corps et on l'enveloppe de couvertures de laine. A plusieurs reprises, au cours de la journée, de nouvelles doses de salicylate de soude lui sont données, en même temps que des boissons chaudes qui provoquent la sudation.

D'après M. Moritz, la durée de l'attaque de rhumatisme serait considérablement diminuée et en peu de jours surviendrait la guérison. Cette méthode nous semble cependant difficilement applicable aux cas où les douleurs articulaires sont vives ; on sait combien, en pareil cas, tout mouvement est redouté par les malades, et il y a souvent plus que de la difficulté à les transporter dans une baignoire.

*Contre-indications du traitement salicylé.*— Dans l'immense majorité des cas, le salicylate de soude donne de merveilleux résultats et en peu de temps on voit les symptômes s'amender et la convalescence s'établir. Toutefois, il existe des circonstances où l'on doit renoncer à l'emploi du salicylate de soude, soit *parce que ce médicament est mal toléré*, soit *parce qu'il produit des accidents*, ou bien encore il faut même ne pas y recourir dès le début *quand il y a des contre-indications formelles*.

*a*) Le médicament est mal toléré : il y a des nausées ou même des vomissements; que doit-on faire alors en pareilles circonstances? Il faut tout d'abord recourir à d'autres voies d'absorption que la voie gastrique, et c'est le cas alors de prescrire le salicylate de soude, suivant les préceptes que nous avons formulés, soit en applications externes, soit en lavements salicylés; la première méthode nous semble applicable surtout lorsqu'il s'agit d'un rhumatisme peu généralisé, peu douloureux; la seconde, au contraire, doit être employée quand il faut agir rapidement, c'est-à-dire lorsque la maladie est intense, fébrile, très douloureuse.

On pourra encore, si l'on veut, employer d'autres préparations salicylées dont nous avons déjà parlé, mieux tolérées par l'estomac, parmi lesquelles nous donnerons surtout la préference à la salipyrine, et surtout au salophène.

*b*) Survient-il des accidents imputables au salicisme, dont nous avons déjà parlé (voir page 27), et dont les principaux sont les bourdonnements d'oreilles, la surdité, les troubles oculaires, le délire, l'angoisse précordiale, etc., etc., il faudra suspendre immédiatement la médication salicylée et, pour notre part, non seulement nous renonçons, quand les accidents (rares, répétons-le) sont réellement prononcés, non seulement au salicylate de soude, mais encore aux composés salicylés, et nous leur préférons deux autres médicaments qui ont fait leurs preuves, l'antipyrine et l'asaprol.

Il est vrai que plusieurs auteurs anglais ont proposé dans le but de combattre certains accidents d'associer le seigle ergoté ou l'ergotine au salicylate de soude; mais nous préférons les deux médicaments que nous venons de citer, d'autant que les résultats obtenus sont souvent comparables à ceux que donne le salicylate de soude.

*c*) C'est encore à l'antipyrine, à l'asaprol et aux sels de quinine que nous aurons recours quand il existe des contre-indications formelles à l'emploi des préparations salicylées (voir page 29); nous voulons parler de la grossesse et de l'existence d'une néphrite antérieure.

Nous ajoutons même que, chez les femmes prédisposées aux métrorrhagies par lésion utérine, ou par le fait d'un fibrome avec pertes sanguines, nous préférons aussi nous abstenir de l'emploi des préparations salicylées. Lenhardt a vu ainsi, chez une rhumatisante, le salicylate de soude produire des ménorrhagies d'une très grande abondance.

Ces restrictions faites, on voit que dans le rhumatisme articulaire aigu le salicylate de soude est le médicament de choix, et qu'à côté de lui, il faut placer ses deux succédanés, la salipyrine et le salophène, ceux-ci étant peut-être mieux tolérés par l'estomac.

**De l'emploi du salicylate de soude dans le rhumatisme aigu des jeunes sujets.** — Le traitement du rhumatisme articulaire aigu, maladie qui n'est pas exceptionnelle chez les enfants, présente, à cet âge, les mêmes indications que pour les adultes. Nous n'avons donc pas à revenir sur les prescriptions hygiéniques que nous avons formulées plus haut : séjour au lit, boissons abondantes et diurétiques, tisanes chaudes, enveloppement des jointures malades avec de l'ouate, en même temps qu'on applique à leur surface des liniments calmants.

Pour ce qui concerne le traitement général, tous les médecins d'enfants sont unanimes à constater avec quelle grande facilité ceux-ci supportent la médication salicylée ; c'est à elle qu'on a recours, à moins de contre-indications spéciales et qui nécessiteront l'emploi de préparations telles que l'antipyrine, le sulfate de quinine, etc. On pourra donc, avec les plus grands avantages, recourir au salicylate de soude, à la salipyrine, au salol, au salophène, etc., qui sont de la série salicylée les composés les plus actifs et les plus facilement maniables.

On pourra ainsi prescrire le salicylate de soude, sous une forme ou sous une autre, à la dose 1 à 4 grammes par jour, chez les enfants âgés de 6 à 10 ans. D'après M. Jules Simon, le meilleur mode d'administration serait de commencer par une dose quotidienne très faible, de 0 gr. 60 centigr. par exemple, puis on augmente de 0 gr. 60 centigr. le lendemain pour arriver après trois jours à la dose totale de 2 ou 3 grammes

Une fois les douleurs, la fièvre disparues, on diminue de nouveau progressivement, et, durant plusieurs jours, on maintient le traitement même lorsque la guérison a toutes les apparences d'être complète, pour éviter toute rechute de la maladie.

Dans le rhumatisme infantile plus que dans tout autre, les applications locales d'acide salicylique, suivant le procédé que nous avons indiqué, donnent d'excellents résultats. Elles peuvent être employées seules, dans les cas peu intenses, ou en tous cas permettent de n'avoir recours pour le traitement interne, dans les cas aigus, qu'à de petites doses, complémentaires pour ainsi dire, de salicylate de soude.

Le salophène, la malakine pourront être aussi utilisés; mais nous n'avons encore qu'une très faible expérience de ces médicaments nouveaux, qui doivent agir très vraisemblablement comme le salicylate de soude, sans présenter sur celui-ci de bien grands avantages.

---

# CHAPITRE VI

## Traitement des complications du rhumatisme articulaire aigu.

Le rhumatisme articulaire aigu n'est pas seulement une pyrexie avec arthrites, il est aussi une maladie qui s'accompagne de manifestations viscérales diverses, et c'est surtout à elles que le rhumatisme doit sa gravité.

En effet, s'il est vrai que la mortalité générale du rhumatisme soit extrêmement faible, puisqu'elle ne dépasse pas 3 à 4 0/0 d'après M. Besnier, il n'en est pas moins exact que la polyarthrite aiguë fébrile est toujours une maladie relativement grave par les conséquences sinon immédiates, du moins éloignées qu'elle peut déterminer. De combien d'endocardites chroniques, de lésions valvulvaires, de péricardites, de symphyses cardiaques n'est-elle pas la cause réelle! Si l'on faisait le décompte de toutes les maladies que le rhumatisme peut engendrer à sa suite, il est certain que le pronostic en paraîtrait bien assombri.

### § 1. — Rhumatisme cardiaque

Parmi les complications viscérales, les plus graves sont sans aucun doute les cardiopathies dont Bouillaud a bien démontré la fréquence lorsqu'en 1865 il a formulé les lois dites lois de coïncidence :

1° *Dans le rhumatisme articulaire aigu violent, généra-*

*lisé, la coïncidence d'une endocardite, d'une péricardite ou d'une endo-péricardite est la règle, la loi, et la non-coïncidence l'exception;*

2° *Dans le rhumatisme articulaire aigu, léger, partiel, apyrétique, la non-coïncidence d'une endocardite, d'une péricardite ou d'une endo-péricardite est la règle, et la coïncidence l'exception.*

Ces lois de Bouillaud, quoique trop absolues peut-être, sont cependant vraies dans leur ensemble et l'on peut dire, en effet, que presque toujours dans les formes graves du rhumatisme le cœur est touché à un degré quelconque.

Les connaissances plus complètes que nous possédons aujourd'hui sur l'évolution des endocardites, l'étude plus approfondie, plus serrée que nous faisons des signes physiques pour établir le diagnostic d'une lésion inflammatoire de l'endocarde font qu'actuellement la loi de Bouillaud nous semble trop absolue, trop exagérée.

Un autre facteur intervient peut-être aussi pour nous faire modifier l'idée que cet éminent observateur se faisait de la fréquence des complications cardiaques au cours du rhumatisme, c'est l'influence du traitement salicylé sur le développement de celles-ci.

Germain Sée, à qui nous devons l'introduction en France de cette précieuse médication, ne croit pas cependant que les préparations salicylées aient la moindre influence sur le développement des lésions viscérales, des lésions d'endocardite ou de péricardite en particulier, contrairement à Stricker, qui a prétendu que le véritable traitement préventif de l'endocardite était le salicylate de soude:

Ainsi que le fait remarquer très justement M. Potain, il est probable que, si l'emploi du salicylate de soude a paru sans influence sur l'évolution de l'endocardite rhumatismale, c'est qu'on a continué de prendre pour critérium de l'état de l'endocarde la présence ou l'absence des souffles qui n'en sont qu'un signe indirect et très infidèle.

Il faut, en effet, avant toutes choses, pour juger sainement la question, bien établir quel est l'état de l'endocarde. Or, s'il s'agit d'un bruit de souffle tenant à une lésion valvulaire définitivement établie ou bien encore s'il s'agit d'un de ces bruits de souffle extracardiaques si parfaitement étudiés par le professeur de la Charité, il est évident que le traitement salicylé sera sans aucune action sur une lésion indélébile ou sur un souffle inorganique. Pour juger de l'efficacité du traitement salicylé, il ne faut pas s'en tenir à ce seul et unique signe physique ; on doit se rappeler que l'endocardite se révèle surtout par des modifications des bruits cardiaques qui deviennent plus sourds, comme voilés et éteints, et qu'enfin les souffles constatés, dans l'immense majorité des cas, sont des souffles cardiopulmonaires. En effet, la lésion de l'endocarde n'aboutit que tardivement à la lésion orificielle qui, elle, s'accompagne d'un bruit de souffle véritable.

En un mot, les données qui ont servi à juger l'efficacité du traitement salicylé dans l'endocardite rhumatismale sont inexactes, et M. Potain ne doute pas, pour sa part, de l'efficacité réelle de cette médication ; nous souscrivons entièrement à toutes ses observations.

On voit, de suite, quelles sont les conclusions thérapeutiques qui s'imposent lorsqu'on se trouve en présence d'un rhumatisant dont le cœur a été touché à un degé quelconque. Il faudra, alors même que les manifestations articulaires auront disparu, continuer le traitement salicylé jusqu'à ce que les bruits du cœur aient repris leur timbre normal.

Si, malheureusement, on constate qu'à cette modification première des bruits cardiaques fait place un souffle révélateur d'une lésion orificielle, on comprend alors que le traitement salicylé n'ait plus d'efficacité et qu'il est inutile de le continuer plus longtemps.

Si le salicylate de soude est indiqué dans l'endocardite qui évolue insidieusement, sans fracas, à plus forte raison faut-il y avoir recours lorsque la lésion cardiaque se révèle par une élévation de température, en dehors de toute manifestation articulaire ou autre, et par d'autres symptômes dont le principal est l'éréthisme cardiaque.

On adjoindra à la médication salicylée l'emploi de quelques révulsifs locaux dont les principaux seront : les *applications de sangsues*, de *ventouses scarifiées* sur la région précordiale, puis, après deux ou trois jours, l'application d'un *vésicatoire* assez large, de 12 centimètres sur 12 centimètres, qu'on fera camphrer ou qu'on aura soin de séparer de la peau par une feuille de papier joseph trempée dans de l'huile, pour éviter l'intoxication cantharidienne.

C'est à cela que se borne toute la médication dans les cas les plus simples. Lorsque l'endocardite, fait rare, prend des allures plus graves, lorsque la fièvre est élevée, quand surviennent des phénomènes d'éréthisme cardiaque, on aura recours alors aux médicaments qui modèrent l'activité du cœur, médicaments dont le principal et le plus actif est la *digitale*. Celle-ci sera prescrite sous forme de teinture, d'infusion ou de macération. On aura recours aussi à la *digitaline* soit en granules, soit mieux encore sous forme de solution titrée.

Le *bromure de potassium*, au cas où la digitale serait mal tolérée, pourra rendre également des services. En pareil cas, la révulsion sur la région précordiale est également indiquée, soit comme nous venons de l'indiquer plus haut, soit, ainsi que le conseillent plusieurs médecins allemands, sous forme d'une vessie de glace appliquée jour et nuit au-devant du cœur. Gendrin avait déjà, il y a plus d'un demi-siècle, noté les effets heureux de cette médication et avait insisté sur l'action sédative que produit ce moyen : il demande toutefois à être surveillé de très près.

Tels sont les moyens généralement employés dans l'endocardite ou dans l'endo-péricardite qui survient au cours du rhumatisme : l'usage des *préparations mercurielles* à l'intérieur, surtout celui de *calomel*, les *sels alcalins*, tels que le *carbonate de soude* ou le *carbonate d'ammoniaque*, auxquels on supposait la propriété de pouvoir dissoudre les dépôts fibrineux se formant sur les valves du cœur, ont été presque entièrement abandonnés.

Il en est de même de la *médication stibiée* à laquelle cependant M. Jaccoud reste fidèle ; cet observateur l'emploie surtout dans le rhumatisme viscéral à forme grave, que celui-ci apparaisse quelque temps après les arthrites ou bien que les manifestations viscérales débutent d'emblée ; en d'autres termes, il y a recours dans le rhumatisme viscéral secondaire ou d'emblée, à la dose de 0 gr. 20 à 0 gr. 40 centigrammes dans les 24 heures. Comme dans le rhumatisme viscéral grave les arthropathies sont généralement peu marquées, M. Jaccoud, d'accord en cela avec plusieurs médecins anglais, conseille d'appliquer au niveau des articulations malades de larges vésicatoires, de façon à ramener, pour ainsi dire, la fluxion disparue.

Quelle que soit la forme de l'endocardite rhumatismale, qu'elle soit grave ou bénigne, il faut toujours instituer, même en l'absence ou après la disparition des phénomènes articulaires, une hygiène des plus sévères : le repos complet au lit est formellement indiqué ; il faudra éviter au malade toute cause d'excitation morale ou physique, en un mot chercher à diminuer toutes les occasions de fatigue pour le muscle cardiaque. C'est ainsi que le bruit, les conversations, les visites seront formellement interdits.

Le régime consistera surtout en aliments légers : le lait, les bouillons, etc., en constitueront la base.

Enfin, quand la période aiguë sera passée, il ne faudra pas laisser le malade abandonné à lui-même ; il devra, au contraire, à cette période observer plus scrupuleusement que jamais les règles hygiéniques qui lui seront prescrites. C'est qu'en effet, si la lésion de l'endocarde ou du myocarde n'a pas entièrement disparu, si même les signes d'une lésion valvulaire persistent, on peut encore espérer obtenir une guérison ultérieure. On a rapporté des exemples indiscutables de guérison d'insuffisance mitrale, ou d'insuffisance aortique, et M. Potain en a observé lui-même un certain nombre.

Il est bien évident que s'il existe un rétrécissement d'orifice, tel par exemple qu'un rétrécissement mitral, on ne peut guère espérer voir disparaître des rétractions et des adhérences fibreuses, cicatrices indélébiles. Mais, si l'insuffisance de la valvule est produite par l'épaississement, la rigidité d'une valve, on ne voit pas pourquoi ce processus ne pourrait pas tendre vers la guérison.

La médication que, d'un commun accord, recommandent en pareil cas, depuis Bouillaud, tous les médecins est la *médication iodurée*, sous forme d'*iodure de potassium*, de *sodium* ou de *calcium* (G. Sée). De petites doses quotidiennes ne dépassant pas 1 gramme, mais très longtemps continuées, constitueront le traitement de choix qu'on remplacerait par le *traitement iodo-tannique* si les iodures étaient mal supportés. Il est inutile d'ajouter qu'il faudra combiner ce traitement avec une hygiène appropriée, qui se fondera surtout sur l'absence de fatigues, d'exercices physiques et surtout de préoccupations morales. Un séjour dans le Midi durant la période d'hiver, un logement bien ensoleillé, sans humidité aucune, seront aussi d'excellentes conditions pour chercher à obtenir une guérison définitive.

Si celle-ci ne se produit pas, si l'altération valvulaire devient définitive, ce n'est plus alors à un rhumatisant, mais à un cardiaque que l'on a affaire et à ce point de vue nous n'avons qu'à renvoyer, pour les règles d'hygiène et de thérapeutique, aux ouvrages qui traitent spécialement de cette matière.

## § 2. — Rhumatisme pleuro-pulmonaire

On observe assez fréquemment, au cours du rhumatisme articulaire aigu, des symptômes inflammatoires du côté des voies aériennes, coryza, trachéite, parfois, mais exceptionnellement, de la laryngite. Les manifestations pleuro-pulmonaires sont moins rares.

La *pleurésie rhumatismale* est une complication fréquente et s'observe surtout dans les formes sérieuses du rhumatisme alors que le péricarde ou l'endocarde sont également touchés. On en connaît les caractères habituels, la rapidité d'apparition, mais aussi la manière brusque dont un épanchement disparaît; collecté en arrière ou sur les parties latérales et maintenu dans cette situation par des fausses membranes fibrineuses, cette pleurésie a mérité le nom que lui a donné Lasègue de « pleurésie en galette », par opposition à la pleurésie tournante, dans laquelle le liquide obéit plus ou moins aux lois de l'hydraulique. Enfin, la pleurésie rhumatismale est fréquemment une pleurésie double.

Au point de vue thérapeutique, on a rarement l'occasion d'intervenir d'une façon active : car cette sorte de pleurésie évolue avec une singulière rapidité. Il faudra ausculter chaque jour le malade et veiller à ce que le liquide ne devienne pas trop abondant ; mais le fait est exceptionnel.

Une légère émission sanguine, si le point de côté est douloureux, sous forme de ventouses scarifiées, la continuation du traitement salicylé (1), plus tard un vésicatoire qu'on laissera peu de temps en place, telles sont les médications thérapeutiques les plus habituelles.

Si des accidents pulmonaires surviennent, soit sous forme d'*œdème*, d'œdème suraigu, se caractérisant par une dyspnée intense, une expectoration abondante constituée par des crachats aérés, spumeux,

(1) On sait que l'on retrouve de l'acide salicylique dans le liquide pleural ; il n'est donc point illogique d'admettre que les préparations salicylées agissent dans la pleurésie. Cette opinion a été surtout défendue par Talamon.

quelquefois sanguinolents, il faudra par des injections sous-cutanées d'éther, par des applications de ventouses sèches, chercher à combattre ces accidents en même temps que par des cataplasmes sinapisés on essayera de ramener du côté des articulations la fluxion, qui s'est le plus souvent amendée.

La *pneumonie* rhumatismale, dont la nature réelle est encore discutable, sera combattue par des moyens locaux, ventouses scarifiées, etc. En même temps, on instituera ou on maintiendra le traitement salicylé qui, dans quelques cas, a donné d'excellents résultats (Lebreton).

Généralement consécutives aux manifestations articulaires, les complications pleuro-pulmonaires peuvent être préarthropathiques ; la difficulté du diagnostic est grande et a cependant son importance : car, au dire de ceux qui ont eu à intervenir en pareil cas, les préparations salicylées auraient déterminé des effets favorables.

## § 3. — Hyperpyrexie et rhumatisme cérébral

De toutes les complications qu'on peut voir survenir au cours du rhumatisme articulaire aigu et qui réclament le traitement le plus énergique, l'hyperthermie occupe la place la plus importante. L'hyperthermie est le plus souvent le précurseur d'accidents cérébraux en imminence ; peut-être même n'est-elle que l'expression clinique de la localisation sur les centres nerveux du virus rhumatismal, mais cependant ces deux phénomènes peuvent être dissociés et l'on a vu des cas d'hyperthermie au cours du rhumatisme indépendamment de tout trouble cérébral. Tel était le cas rapporté par Rosenthal dans lequel le thermomètre s'éleva jusqu'à 42°7 sans que survînt aucun phénomène nerveux; le malade succomba.

On sait cependant que, le plus habituellement, les deux symptômes marchent de pair. Il s'agit généralement d'une forme grave de rhumatisme : les séreuses cardiaques ou pleurales sont prises, les sueurs sont abondantes, profuses; parfois aussi on note une éruption de miliaire confluente. S'il survient de la céphalalgie, du délire nocturne, de l'insomnie, une angoisse et une inquiétude exagérées, l'imminence des accidents cérébraux est prochaine. Ils éclateront alors sous forme d'accidents comateux, ou délirants, évoluant plus ou moins rapidement, en quelques jours ou en quelques heures seulement, et on comprend que dans ces cas foudroyants la thérapeutique ne puisse pas être d'une grande utilité. Il faut donc prévoir ces accidents et l'étude de la température, cet indice si précieux, est dans tous les cas de rhumatisme articulaire aigu d'une impérieuse nécessité. Quelquefois cependant, comme pour faire la contre-partie des cas d'hyperthermie sans troubles cérébraux, on voit survenir des accidents nerveux graves sans hyperpyrexie ; mais ce sont là des faits bien rares. Il ne faut pas oublier non plus que tout délire survenant au cours du rhumatisme n'implique pas forcément une manifestation cérébrale de cette maladie : l'alcoolique peut, au cours du rhumatisme, être pris d'accidents délirants, et d'autre part, Talamon a montré que l'on pouvait voir survenir l'acétonémie avec troubles cérébraux chez le rhumatisant aigu.

Ces quelques réserves faites, on peut dire que l'hyperthermie et les accidents cérébraux marchent généralement de pair et réclament une même thérapeutique. On a heureusement bien rarement aujourd'hui l'occasion de l'appliquer, car les accidents cérébraux, toujours rares, le sont plus encore depuis quelques années et il n'est pas illogique d'attribuer cette rareté même à la médication salicylée, agissant comme moyen préventif. N'est-ce point là la justification complète du reproche qu'on avait adressé jadis, dès le début de la méthode, aux préparations salicylées de provoquer des accidents cérébraux?

Si la température, malgré la médication appropriée, reste élevée durant plusieurs jours, se maintenant entre 39° et 40°, si l'état général est grave, quoique les phénomènes douloureux articulaires se soient amendés, il ne faut pas hésiter à recourir à la méthode réfrigérante ; à plus forte raison y aura-t-on recours si en même temps surviennent quelques symptômes nerveux, tels que céphalalgie, insomnie ou délire nocturne, signes précurseurs, habituellement, d'accidents plus graves. Il ne faut pas oublier non plus que plus fréquemment au cours du rhumatisme que dans nombre de maladies infectieuses, le thermomètre peut atteindre des chiffres extrêmement élevés, 40°,5 ou même 42°, et que c'est dans ces cas, en apparence désespérés, que la médication par l'eau froide a fait merveille.

Avant Meding et Wilson Fox en 1871, on avait parfois employé, dans le délire rhumatismal, des bains tièdes prolongés, ainsi que Türck en a rapporté un bel exemple ; mais il faut reconnaître que l'usage des bains froids dans l'hyperpyrexie du rhumatisme n'est entré dans la pratique courante que depuis les travaux des deux auteurs anglais que nous venons de citer.

Depuis, cette méthode a été universellement adoptée, et l'on peut dire qu'elle a été la première étape dans l'histoire de l'application de l'eau froide aux maladies infectieuses. En France, Maurice Raynaud, Féréol, Blachez, Dujardin-Beaumetz, Woillez, l'ont expérimentée avec succès.

Pour Dujardin-Beaumetz l'indication des bains froids dans le rhumatisme ne se trouve ni dans la disparition des phénomènes articulaires, ni dans l'apparition de symptômes délirants, mais bien dans l'élévation de la température. Nous ne saurions trop approuver cette règle de conduite ; comme nous l'avons dit, c'est le thermomètre, c'est l'état général qui doivent servir de guide, qu'il y ait ou qu'il n'y ait pas de symptômes cérébraux concomitants.

Pour ce qui concerne l'usage des bains froids dans le rhumatisme hyperpyrétique, on se conformera aux règles posées par Brand, ou bien on pourra employer les bains tièdes progressivement refroidis.

La méthode de Brand est aujourd'hui suffisamment connue dans son application pour que nous n'insistions pas sur les détails. Rappelons qu'on recommande de placer la baignoire près du lit, entourée d'un paravent et suffisamment remplie d'eau pour que l'immersion du malade soit complète. On donnera le bain à 18° à 20°, mais si cependant l'impression pénible que ressent toujours le malade au début du traitement était trop difficilement supportée, on pourrait commencer par des bains à 22°, quitte à les refroidir après 24 heures.

Avant de placer le malade dans la baignoire, on asperge sa tête, sa poitrine avec de l'eau froide, à une température moins élevée que celle du bain et pour cela on y ajoute au besoin de la glace, de façon à en abaisser la température environ à 10°.

Pendant le bain, on a soin également de faire sur la nuque, recouverte d'une compresse, des affusions froides avec de l'eau également à la température de 10°; elles sont répétées toutes les cinq minutes et durent deux minutes environ.

En outre, on fait faire au malade, pendant le bain, des frictions généralisées sur tout le corps.

Dès que le malade est complètement immergé, il éprouve un frisson, mais passager; mais le vrai frisson, celui qu'il faut obtenir pour que l'efficacité du bain soit réelle, ne se produit guère qu'après 10 minutes environ. On ne le laisse pas se prolonger trop longtemps et on fait sortir le malade du bain; il est essuyé, enveloppé dans une couverture de laine et on place à ses pieds une boule d'eau chaude. En même temps on lui fait prendre soit un grog léger, soit de la limonade gazeuse, du lait ou du bouillon.

Quant au nombre des bains à prendre dans les vingt-quatre heures, on se guide pour cela sur le thermomètre; c'est ainsi que toutes les trois heures on prend la température rectale, et si elle dépasse 39°, on donne un bain. En un mot, on agit dans le rhumatisme hyperpyrétique comme dans la fièvre typhoïde; ainsi, de même, quinze minutes après le bain, on place le thermomètre pour juger de la baisse qui s'est produite.

Au lieu du bain froid plusieurs auteurs préfèrent employer le bain tiède à 37° qu'on refroidit progressivement jusqu'à 20°, en y ajoutant soit de l'eau froide soit même des fragments de glace. En pareil cas, l'immersion peut être beaucoup plus longue, si on attend que le grand frisson se produise.

Nous avons dit quelle était l'indication vraie du bain froid dans le rhumatisme : l'hyperpyrexie, qu'il y ait ou non délire ; mais à quelle température faut-il commencer ce traitement ? Il est bien certain qu'on ne peut pas prescrire des règles absolues comme Brand et ses partisans l'ont fait pour la fièvre typhoïde, car la balnéation n'est qu'une thérapeutique symptomatique.

Si, dès le début de la maladie le thermomètre annonce une température élevée ne dépassant pas 39°, si l'état général est bon, s'il n'existe aucun symptôme cérébral, même atténué, insomnie ou délire nocturne, on attendra ; le plus souvent après 48 heures, la température baisse, les symptômes s'amendent. Mais, si la température, après trois jours, persiste élevée, sans rémission, si l'état général s'aggrave, il ne faut pas hésiter à prescrire la balnéation systématique qu'on continuera jusqu'à ce que les symptômes inquiétants se soient amendés.

Par contre, si d'emblée la température atteint un chiffre très élevé, 40°, 5, 41 ou même davantage, on pourra débuter par les bains froids ou les bains tièdes, à plus forte raison s'il existe des symptômes cérébraux ; mais ce fait est bien exceptionnel, car les manifestations nerveuses du rhumatisme sont rarement précoces : elles ne surviennent habituellement qu'après plusieurs jours de maladie.

Les indications ne sont donc pas absolument les mêmes que pour la fièvre typhoïde, affection dans laquelle le bain froid se propose d'être une médication systématique, même pour les cas bénins, du moins si l'on accepte les idées de Brand et de ses adeptes. Pour le rhumatisme nous avons des agents suffisamment puissants pour combattre cette affection et qui permettent de ne recourir à l'eau froide que pour atténuer un symptôme, l'hyperthermie.

Le délire existe-t-il sans hyperthermie, faut-il recourir à l'emploi de l'eau froide? La première question à résoudre préalablement est de savoir quelle est la nature des symptômes cérébraux. S'agit-il d'un délire surajouté, d'un délire alcoolique, si rare qu'il puisse être? S'agit-il d'accidents toxiques d'origine salicylée, comme quelques cas bien exceptionnels ont été cités? Dans l'un et l'autre cas, il n'y a pas à songer à l'emploi de l'eau froide et il vaudra mieux recourir aux autres moyens employés en pareil cas, opium, chloral, etc., en ayant soin de suspendre la médication salicylée, si on croit qu'elle est la cause productrice des accidents.

Si l'on peut supposer, quoique le fait soit bien rare, que les accidents nerveux observés sont bien sous la dépendance du rhumatisme, quoiqu'il n'y ait pas d'élévation considérable de la température, il n'y a pas une indication absolue à recourir aux bains froids. Cependant, si l'agitation est considérable, incessante, si le délire tend à se prononcer, on trouvera alors dans les bains tièdes refroidis un puissant adjuvant pour calmer l'hyperexcitabilité du système nerveux.

*Existe-t-il des contre-indications à l'emploi de la balnéation?* Les cas dans lesquels on y a recours sont généralement si graves que ni les complications cardiaques, péricardite ou endocardite, ni les complications pleurales ne peuvent constituer une contre-indication. Il faut agir coûte que coûte, car le péril est immense. La preuve en est dans la statistique de la Société clinique de Londres : sur 46 malades traités par les bains, 24 guérirent, 22 succombèrent, soit environ 52 0/0 de guérison. La mortalité est considérable, mais combien, sans la médication, auraient guéri ?

Si, toutefois, pour une raison quelconque, les bains ne pouvaient être prescrits, on utiliserait alors les *lotions froides* avec l'éponge, les *affusions*, les *applications continues de vessies de glace sur la nuque* et mieux encore l'*enveloppement dans le drap mouillé*. On sait en quoi consiste cette pratique : on trempe un drap dans de l'eau froide, on l'exprime fortement, puis on en enveloppe le malade qu'on recouvre d'une couverture de laine et auquel on administre quelques boissons chaudes.

## § 4.— TRAITEMENT DU RHUMATISME MUSCULAIRE AIGU

L'opinion qui, il y a peu d'années encore, était généralement admise était celle-ci : Le rhumatisme est une maladie diathésique tantôt aiguë, tantôt chronique, et qui porte son action non seulement sur les articulations ou les viscères, mais encore sur les organes les plus différents. C'est ainsi que toute douleur musculaire ou peu s'en faut, ou bien encore toute névralgie était qualifiée de rhumatismale. Nous sommes plus exigeants aujourd'hui pour attribuer à un symptôme cette dénomination de « rhumatismal », expression qui a cours cependant dans le public.

Que les muscles soient parfois atteints, douloureux, au cours de l'attaque de rhumatisme articulaire aigu, que leurs insertions tendineuses soient « rhumatisées », cela n'est point contestable. Ne peut-il pas en être ainsi pour la plupart des maladies infectieuses? Mais l'expression de rhumatisme musculaire est le plus souvent parfaitement vague et dénuée de signification.

Peut-on voir survenir des douleurs musculaires sous la dépendauce du virus rhumatismal en l'absence de toute manifestation articulaire? telle est la question que nous devons nous poser et qui a son importance pratique.

Leube n'en doute pas, pour sa part, et il pense que, dans certains cas, le virus rhumatismal peut se manifester exclusivement sous forme de douleurs musculaires; il s'appuie, pour soutenir son opinion, sur ce fait que l'on observe parfois dans ces formes de myalgie rhumatismale des complications du côté des séreuses, tout comme dans le rhumatisme articulaire, que les deux manifestations peuvent se succéder l'une à l'autre, que ces douleurs musculaires s'observent le plus souvent à l'époque où le rhumatisme articulaire se manifeste sous forme de petites épidémies. Il n'est point illogique, en effet, d'admettre que la même maladie puisse se manifester cliniquement sous des formes diverses; mais il faudra, en tous cas, serrer le diagnostic de près. MM. Robin et Londe ont, en effet, démontré que dans un certain nombre de cas, de torticolis ou de lumbago rhumatismal, il existait en même temps des arthrites cervicales ou lombaires. La contraction musculaire ne serait donc plus primitive, mais secondaire et destinée à immobiliser les articulations douloureuses; il existerait, en effet, des points où la pression sur l'articulation malade révèlerait des douleurs très vives.

Lorsqu'on pourra soupçonner la nature rhumatismale d'une myalgie, on aura recours au traitement spécifique. Leube dit en avoir obtenu des succès et, pour notre part, nous avons vu dans un cas de torticolis probablement rhumatismal chez une petite fille âgée de 7 ans, les douleurs et la contracture musculaires céder comme par enchantement, après des applications de liniment salicylé.

M. Robin dit cependant que, le plus souvent, ces manifestations musculaires sont peu amendées par le traitement spécifique. Il préconise l'usage du *jaborandi*, lorsqu'il n'y a pas de complications cardiaques ou cardio-pulmonaires. Une infusion de 4 gr. de feuilles de jaborandi macérées d'abord dans 10 grammes d'alcool pendant 8 à 10 h. et infusées ensuite dans 150 gr. d'eau bouillante produirait le plus souvent une grande amélioration après 24 ou 48 heures.

Chez les enfants, plus sujets que les adultes peut-être aux accidents de cet ordre, la dose de jaborandi ne dépassera pas 1 gr. 50 centigr. à 2 grammes.

Une fois les phénomènes aigus disparus, le rhumatisme musculaire sera très heureusement modifié par des moyens locaux, parmi lesquels il faut placer avant tout le *massage*, l'*électricité*, celle-ci destinée à combattre l'atrophie musculaire assez fréquemment observée en pareil cas.

## CHAPITRE VII

### Traitement des suites et de la convalescence du rhumatisme articulaire aigu.

Fréquemment le rhumatisme articulaire aigu guérit radicalement et, au bout de peu de temps, le malade revient à la santé, de sorte qu'après quelques semaines il peut reprendre le cours de ses occupations. Parfois aussi, la résolution des arthrites est lente à se faire : les articulations restent un peu tuméfiées, douloureuses; les mouvements en sont pénibles, difficiles, les masses musculaires périarticulaires sont amaigries, en même temps que le malade conserve un grand état de faiblesse. C'est qu'en effet, plus que beaucoup d'autres maladies, le rhumatisme articulaire aigu détermine en peu de temps une anémie rapide, par suite de la destruction rapide des globules rouges ; déjà, pendant la période aiguë, cette déglobulisation était prononcée, et on sait que le facies des rhumatisants, par sa pâleur caractéristique, avait fait donner au rhumatisme par les anciens auteurs le nom de « fièvre blanche », de *febris pallida*.

Enfin, si le rhumatisme ne se manifeste souvent que par une seule attaque, on sait aussi que c'est une maladie à rechutes et que celles-ci s'observent le plus fréquemment lorsque la convalescence reste traînante et incomplète. Aussi importe-t-il de recommander au malade un traitement et une hygiène sévères pendant la convalescence, alors même que la disparition des douleurs, le retour de l'appétit peuvent faire supposer une guérison complète.

Si les articulations ont repris leur état normal, s'il ne persiste plus aucun empâtement, on se contentera, pendant un certain temps, de les envelopper avec des bandes de flanelle et de les protéger contre tout refroidissement possible.

Tout au plus pourrait-on conseiller des frictions, des massages, quelques séances d'électricité, sous forme de courants faradiques, si les masses musculaires au voisinage de l'articulation restaient atrophiées. Comme traitement général, il est souvent utile de prescrire, pour combattre les symptômes d'anémie générale, des préparations ferrugineuses, telles par exemple que la teinture de Mars tartratisée ou bien encore les préparations arsénicales, liqueur de Fowler, granules de Dioscoride, etc. En même temps, si la chose est possible, si la saison est favorable, un séjour à la campagne dans une région ensoleillée et sèche constituera le meilleur adjuvant de la médication tonique.

On recommandera en outre au convalescent une hygiène appropriée : il évitera les refroidissements, les excès de tout genre, les excès fonctionnels surtout ; il portera des vêtements larges, amples et se protégera contre l'influence néfaste du froid par des vêtements de flanelle. S'il est bien convaincu que l'attaque unique de rhumatisme est le sort de quelques privilégiés, qu'il est exposé à une rechute ultérieure, plus grave peut-être que la première, il comprendra l'utilité de ces mesures hygiéniques prophylactiques.

Nous avons supposé le cas le plus favorable, celui

où, avec l'attaque aiguë, tout a disparu, mais il n'en est pas toujours ainsi : les symptômes généraux ont disparu, il est vrai, mais les articulations restent tuméfiées, contiennent même un peu de liquide, ou bien la synoviale est épaissie, et on perçoit à chaque mouvement qu'exécute l'article des bruits de frottement, indices que les cartilages ou les parties fibreuses n'ont pas encore repris leur intégrité. Sans éprouver de douleurs bien vives, le malade reste inhabile de ses articulations, exécute les mouvements avec difficulté, et ne peut souvent de longtemps reprendre sa vie ordinaire.

Si le médecin le voit seulement à cette période de la maladie, il portera alors le diagnostic de *rhumatisme subaigu*, et cela d'autant plus volontiers que la période franchement aiguë est déjà lointaine, remonte à plusieurs mois ou bien que de nouvelles poussées douloureuses du côté des articulations sont survenues peu de temps auparavant.

Le diagnostic exact de ces cas est parfois réellement difficile ; s'agit-il d'un rhumatisme chronique avec poussées aiguës, d'une goutte subaiguë ?

L'erreur est possible ; Garrod ne raconte-t-il pas avoir posé le diagnostic de rhumatisme subaigu chez un musicien ambulant, soumis à la fatigue et au froid, diagnostic qu'il dut réformer pour celui de goutte après avoir constaté des tophus à l'oreille et une surchage urique considérable du sang.

On comprend facilement que ces cas aient pu être considérés comme la forme intermédiaire qui reliait le rhumatisme articulaire aigu au rhumatisme chronique déformant ; nous les considérons, pour notre part, comme les reliquats d'une attaque de rhumatisme articulaire aigu. Ils ont perdu, il est vrai, leur spécificité, mais ils se rattachent par leur origine à la polyarthrite aiguë, représentant vis-à-vis de cette maladie quelque chose d'analogue à ce que peut être la bronchite qui survit à la rougeole ou la diarrhée chronique à la fièvre typhoïde. Si même, dans quelques cas, ils aboutissent à certaines formes de rhumatisme déformant — ce qui n'est pas démontré — on ne pourrait pas en conclure à l'identité du rhumatisme aigu et de la polyarthrite déformante; cela serait aussi illogique que d'admettre que la sclérose pulmonaire ou la dilatation bronchique sont d'origine rubéolique lorsque la rougeole en a été le point de départ.

L'indication thérapeutique, dans ces cas de rhumatisme traînant, est de chercher à modifier l'état des articulations par un traitement local aussi bien que par un traitement général.

L'emploi des préparations salicylées ne donne, en pareil cas, plus guère de résultat; même à doses assez élevées et continuées pendant longtemps, les effets obtenus sont bien minimes. Il faut en réserver l'emploi pour calmer les poussées douloureuses; de même les analgésiques, tels que l'antipyrine, l'acétanilide, etc., utiles jadis, ne rendent plus grands services.

La médication qui nous a semblé déterminer les modifications les plus avantageuses est la médication iodée, sous forme d'*iodure de potassium* ou *de sodium*, à la dose de **1** à **3** grammes par jour, de *teinture d'iode*, à la dose de VIII à X ou XII gouttes, d'*iodate de soude*, employé en injections hypodermiques ou comme préparation interne.

Guéneau de Mussy associait volontiers l'*extrait de quinquina* à l'iodure de potassium, prescrivant chaque jour 0 gr. 75 centigrammes à 2 grammes d'extrait de quinquina jaune associé à 0 gr. 25 centigrammes et 1 gramme d'iodure de potassium, le tout suspendu dans un mélange de gomme et en commençant par des doses faibles.

On a aussi recommandé, dans ces formes traînantes de rhumatisme, où la médication salicylée n'est plus guère efficace, le *traitement alcalino-quinique* introduit en thérapeutique par A. Garrod.

Il consiste à associer la quinine, soit sous forme de sulfate ou de tout autre sel, aux alcalins : on prescrirait par exemple, plusieurs fois par jour, des doses de 0 gr. 25 de chlorhydrate de quinine associé à 1 gr. 50 ou 2 gr. de bicarbonate de soude.

Dans les poussées aiguës, on peut, en effet, obtenir de bons résultats de cette pratique.

Ajoutons enfin que Lorenz, Nüssbaum ont aussi recommandé l'usage interne de l'*ichtyol* à la dose de 2 à 5 pilules deux fois par jour, pilules de 0 gr. 10 centigr. chacune.

La *médication locale* rend, dans cette forme de rhumatisme, des services incontestables ; l'épanchement est-il assez prononcé, on aura recours aux *vésicatoires* volants appliqués à plusieurs reprises, aux *pointes de feu*, aux *badigeonnages de teinture d'iode*, au *massage* ; quelques auteurs, en Allemagne surtout, préconisent l'usage des *enveloppements phéniqués* au moyen de compresses d'une solution à 1/50$^{e}$ ou mieux encore les *injections hypodermiques d'acide phénique* au pourtour de l'articulation malade.

C'est surtout aussi dans ces reliquats d'arthrite rhumatismale que convient le *traitement balnéothérapique*.

# CHAPITRE VIII

## Traitement du rhumatisme articulaire aigu par les eaux minérales.

Il est bien évident qu'en cas de rhumatisme articulaire aigu ou de poussées aiguës, il n'y a pas à parler de traitement balnéaire. L'indication est toute différente lorsque l'attaque est terminée. Mais quels sont les cas justiciables de ce traitement et quelles sont les eaux applicables à telle ou telle forme de rhumatisme ?

En premier lieu, on peut dire que, si l'attaque de rhumatisme articulaire a été franchement aiguë, si elle n'a pas laissé après elle de reliquats articulaires, si, en un mot, elle a guéri complètement, comme c'est le cas le plus habituel, il n'y a pas indication absolue à prescrire une cure thermale ; on peut s'en passer. Un séjour à la campagne, un repos prolongé, une hygiène appropriée constitueront les indications principales et, en peu de temps, on verra reparaître les forces, les téguments, anémiés et décolorés reprendre une apparence de santé.

Il en est autrement, s'il s'agit d'une forme de rhumatisme qui a duré longtemps, qui a laissé après elle des reliquats articulaires, de la raideur des jointures ou encore si elle s'est accompagnée de troubles généraux, tels que allanguissement, faiblesse, anémie et que les médications prescrites en pareil cas ne peuvent arriver à combattre efficacement. C'est alors que l'indication d'une cure thermale se pose et souvent, en effet, elle produit les plus heureux résultats. Le choix d'une station ne doit cependant pas être fait à la légère, car telle eau, favorable dans un cas, peut, au contraire, dans un autre, réveiller de vives douleurs et compromettre les résulats obtenus jusqu'alors.

D'une façon générale, on peut diviser les convalescents de rhumatisme articulaire en deux catégories, si l'on se place au point de vue de l'état de leurs articulations : 1° ceux dont les résidus articulaires sont encore excitables, c'est-à-dire qui sont sujets à des poussées aiguës assez fréquentes et dont les jointures sont encore parfois douloureuses ; 2° ceux dont les articulations ne sont plus douloureuses, mais restent tuméfiées, empâtées.

A ces deux catégories de malades conviennent des eaux de qualités différentes : aux premiers, ce sont les eaux d'une haute thermalité, mais peu chargées de principes actifs, les *eaux dites indifférentes*, ou eaux thermales simples, dont les types sont, en France : Luxeuil, Néris, Plombières, Chaudesaigues, Bagnères-de-Bigorre, Bagnoles-de-l'Orne, etc.; en Allemagne : Wildbad, Schlangenbad ; en Autriche : Gastein, Teplitz-Schœnau ; en Suisse : Ragatz, pour ne parler de quelques-unes d'entre elles.

On recommandera aux seconds les eaux chlorurées sodiques telles que Bourbon-l'Archambault, Bourbonne-les-Bains, Bourbon-Lancy, Balaruc, Baden-Baden, etc., ou bien les eaux sulfurées-sodiques ou sulfurées calciques telles que Ax-les-Thermes, Bagnères-de-Luchon, Barèges, Baden en Suisse, les Eaux-Bonnes, les Eaux-Chaudes et surtout Aix-les-

Bains, où de temps ancien déjà on combine les massages et les douches avec le plus grand succès sous le nom de *douche-massage*. Voici comment l'on procède : le baigneur est assis sur le banc de massage, et, s'il y a lieu, couché sur la table de massage pendant la deuxième partie de la séance ; les deux masseurs, tenant sous le bras le tuyau, et dirigeant adroitement le jet, douchent et à la fois massent des deux mains chaque région successivement. Suivant le cas, le massage se fait en pétrissage ou friction (Forestier). L'opération dure de 10 à 15 minutes.

C'est surtout dans les cas où les résidus articulaires sont lents à se résorber que l'on obtient par cette pratique de très heureux résultats.

Quand on voudra prescrire une cure thermale à un rhumatisant, il faudra aussi, non seulement tenir compte de l'état de ses articulations, mais se préoccuper aussi de l'état général. Sur quel terrain s'est développé le rhumatisme ? S'agit-il d'un sujet lymphatique, qui a présenté des accidents scrofuleux : ce seront les eaux chlorurées-sodiques qui produiront les meilleurs résultats ; le rhumatisant appartient-il au contraire à la catégorie des névropathes, des neurasthéniques : il faudra l'envoyer surtout aux eaux thermales simples, telles que Bagnères-de-Bigorre par exemple, ou encore à certaines eaux qui, à leurs propriétés toniques joignent des qualités sédatives, telles que Saint-Sauveur.

Si l'attaque de rhumatisme aiguë a laissé après elle une anémie prononcée, il faudra aussi songer à l'indication à remplir de ce côté : Royat, Ems conviennent alors particulièrement à ces cas et cela d'autant plus si en même temps existent des troubles dyspeptiques.

Comme il y a pour chaque malade des indications spéciales à remplir, il est difficile de formuler des règles absolues d'autant plus que nombre de moyens adjuvants peuvent favoriser l'action de la cure thermale : l'altitude de la station, l'époque où l'on suit la cure, la température, etc. etc.

Si le malade ne peut être envoyé dans une station thermale, et c'est le cas le plus habituel pour la clientèle hospitalière, on la remplacera soit par des bains alcalins ou sulfureux, soit par des douches chaudes ou des douches sulfureuses ou autres, en se conformant aux indications générales que nous avons tracées. Les bains et les douches sont si largement distribués par les soins de l'assistance publique dans les grandes villes que ce traitement est, on peut le dire, accessible à tout le monde.

Reste une dernière question à résoudre pour ce qui concerne les indications et contre-indications des cures thermales à prescrire aux rhumatisants : *peut-on les autoriser à ceux qui sont atteints d'une lésion valvulaire ?*

L'opinion assez généralement admise est que les bains sont inutiles, même dangereux lorsque le cœur est le siège d'une maladie organique. Depuis quelques années cependant, on s'est élevé contre cette formule trop absolue, et plusieurs médecins exerçant avec talent dans les stations minérales ont rapporté des cas où non seulement l'état général du rhumatisant avec lésion cardiaque avait été considérablement amélioré, mais encore où la lésion valvulaire avait été très favorablement modifiée. MM. Blanc, Monard, Laussedat en France, MM. Freemann et Mac Lane en Angleterre comptent parmi les défenseurs de ces idées et se basent pour cela sur nombre de faits qui semblent avoir été très soigneusement observés.

Au point de vue physiologiques, la douche chaude tendrait d'après M. Forestier à diminuer la pression artérielle sans accélérer notablement le cœur. M. Laussedat, par le bain minéral, a vu se produire une excitation du muscle cardiaque se caractérisant par une égalité plus parfaite de la systole et un léger ralentissement du pouls par suite de la dérivation du sang dans le système capillaire de la périphérie. Bottey dit de même que la douche froide ou écossaise relève la pression artérielle et ralentit les battements cardiaques. Les opinions, on le voit, ne sont pas absolument unanimes au point de vue de l'action physiologique de la douche. Il semble cependant que l'action de la douche chaude sur le cœur soit une action sédative, tandis que la douche froide ou le bain à 35 degrés posséderait plutôt une action tonique.

Quoi qu'il en soit, de nombreuses observations rapportées par la plupart des médecins hydrologues prouvent qu'il ne faut pas proscrire entièrement la cure thermale dans les cas de rhumatisme compliqué d'endo-péricardite, mais il faut le faire avec ménagement. C'est *seulement lorsque le cœur a conservé son énergie, lorsque la compensation est parfaite, lorsqu'il n'existe pas de lésions des vaisseaux*, en un mot lorsqu'il s'agit de sujets jeunes, que l'on pourra avoir recours à l'hydrothérapie, mais faut-il encore le faire avec beaucoup de précautions et de ménagements. C'est dire, par conséquent, que la première condition est l'intégrité du muscle cardiaque et qu'en conséquence c'est seulement dans le cas de lésions valvulaires ou de troubles purement fonctionnels du cœur qu'on pourra avoir recours à cette pratique. Parmi les lésions valvulaires, l'insuffisance aortique nous semble toutefois une contre-indication, en tous cas pour ce qui concerne l'emploi des eaux toniques, des bains à eau courante. Il faut, en effet, autant que possible éviter de renforcer l'exagération de la tension artérielle.

En un mot, s'il s'agit d'un rhumatisant avec lésion valvulaire mitrale bien compensée, il n'y a pas de contre-indication à conseiller un traitement hydrominéral, si son état général l'exige, mais il faut agir prudemment.

Si la lésion cardiaque n'est pas une contre-indication, est-elle de son côté une indication pour une cure thermale? La chose est possible, du moins dans certains cas. Il est bien évident que, si la lésion est définitive, ancienne, aucune eau minérale ne pourra modifier une lésion cicatricielle; mais, si la lésion est récente, s'il semble s'agir d'exsudats formés au niveau des valves orificielles qui en gênent le fonctionnement, rien n'empêche d'admettre qu'une eau thermale, en modifiant les processus de la nutrition intime des tissus, en excitant ou en calmant l'action du cœur, suivant l'effet qu'on veut produire, ne puisse déterminer une amélioration notable dans l'état anatomique des valvules atteintes.

# DEUXIÈME PARTIE

## THÉRAPEUTIQUE
## DES RHUMATISMES CHRONIQUES

---

## CHAPITRE PREMIER

### Nosographie des rhumatismes chroniques.

Nous avons cherché à montrer, en parlant du rhumatisme articulaire aigu, que l'on devait isoler complètement la *polyarthrite aiguë* des autres variétés de rhumatisme, qu'il s'agissait d'une maladie très probablement infectieuse possédant une autonomie complète. La difficulté est bien plus grande lorsqu'on essaye de classer les rhumatismes chroniques et de fixer les rapports qui existent entre eux ou les différences qui les séparent les uns des autres. Il n'y a peut-être pas de chapitre de pathologie où la confusion soit aussi grande. Nous pensons, pour notre part, que le rhumatisme chronique constitue un cadre où l'on fait rentrer des maladies très diverses par leur nature et qui n'ont entre elles que des ressemblances cliniques tenant à ce que, dans tous les cas, il s'agit de maladies à déterminations articulaires. Malheureusement il est encore impossible aujourd'hui d'établir des classes bien distinctes, de spécifier quels sont les caractères qui sont propres à telle ou telle de ces formes diverses d'arthrites chroniques. De là une grande difficulté à préciser la thérapeutique qui convient à tel ou tel cas.

Nous croyons cependant qu'actuellement on peut déjà *essayer* d'isoler quelques-unes des formes de la maladie appelée « rhumatisme articulaire chronique ».

En premier lieu, il faut distinguer les *suites du rhumatisme articulaire aigu*, reliquats articulaires, plus ou moins prononcés, qui persistent souvent durant un temps fort long ; c'est ce que l'on désigne habituellement sous le nom de rhumatisme subaigu, ou quelquefois encore, lorsque les lésions articulaires persistent, lorsque les poussées se répètent, sous le nom de rhumatisme chronique simple.

On décrit encore dans la plupart des ouvrages classiques d'autres formes de rhumatisme, les *nodosités d'Heberden*, le *rhumatisme chronique fibreux*, le *rhumatisme articulaire chronique partiel*, ou l'arthrite rhumatismale sénile, et enfin le *rhumatisme noueux* ou rhumatisme articulaire chronique progressif et généralisé.

Sont-ce bien là des formes diverses d'une même maladie? Le rapprochement est réellement tentant, si on tient compte de la symptomatologie générale de la maladie, des seules déformations articulaires; mais, si on cherche à préciser l'étiologie, à fixer l'évolution de ces diverses formes d'arthrites généralisées, on ne tarde pas à découvrir quelles nombreuses différences les séparent les unes des autres.

Pour le rhumatisme d'Heberden, par exemple, c'est-à-dire pour celui qui se localise au niveau des petites jointures des dernières phalanges entre elles, on voit qu'il ne coïncide presque jamais avec certaines autres formes de rhumatisme, en particulier les formes graves du rhumatisme noueux, tandis qu'il s'observe assez habituellement dans les conditions où l'on voit survenir tous les accidents que l'on attribue à l' « arthritisme ».. C'est ainsi qu'on le voit se développer chez des malades atteints jadis de gravelle, de lithiase biliaire, d'asthme, de migraine, etc.; ces malades sont fréquemment aussi des obèses, parfois aussi des goutteux. Sir Dyce Duckworth a vu le rhumatisme d'Heberden chez des goutteux; de même A. Garrod, et nous avons nous-même en observation un malade, franchement goutteux, avec tophus nombreux, développés en divers points du corps et qui est atteint de rhumatisme d'Heberden typique.

De même le rhumatisme d'Heberden coexiste aussi — et nous nous basons sur nombre d'observations démonstratives — avec des lésions articulaires des autres jointures, soit des articulations des premières et deuxièmes phalanges, soit aussi des articulations métatarso-phalangiennes, en particulier celles du gros orteil, soit encore de quelques grandes articulations. Mais, dans ce dernier cas, les altérations des jointures sont peu profondes : la synoviale est peut-être épaissie, les cartilages sont érodés, les extrémités osseuses sont parfois un peu épaissies, mais, au point de vue clinique, tout se borne à des raideurs articulaires, à un gonflement plus ou moins prononcé de l'article et à l'existence de craquements articulaires.

Comme nous le disions, ces lésions articulaires nous semblent constituer une forme particulière de rhumatisme chronique, dont l'étiologie est assez habituellement la même. Que voyons-nous en effet? c'est qu'il se développe chez des gens âgés le plus souvent, ayant dépassé la cinquantaine ; c'est que le début des accidents est extrêmement insidieux, que la marche en est lente. Parfois, il est vrai, surviennent quelques poussées douloureuses, mais elles durent peu de temps et ne rendent jamais le malade absolument impotent. Il est particulièrement fréquent de voir chez des vieillards des déformations très prononcées des orteils, qui sont rejetés en dehors, comme subluxés par suite de l'hyperostose de la tête des métacarpiens, sans qu'il y ait jamais eu de douleurs très vives.

Cette forme de rhumatisme chronique (rhumatisme d'Heberden, rhumatisme phalango-métatarsien, rhumatisme des grosses jointures) pourrait être appelée *rhumatisme chronique diathésique*, parce qu'elle ne représente en réalité que des troubles trophiques développés sous l'influence de l'arthritisme, voulant désigner sous ce mot tout un ensemble morbide caractérisé par des modifications dans les échanges nutritifs intimes aboutissant à l'obésité, la gravelle urinaire ou hépatique, la goutte, l'asthme, etc., etc.

Cette forme de rhumatisme chronique est, on le comprend, fréquemment héréditaire, non pas toujours directement, mais indirectement en ce sens que les parents n'étaient pas toujours des rhumatisants, mais des arthritiques. De même que l'athérome artériel qui est, ainsi que Guéneau de Mussy l'avait déjà fait observer, très fréquent chez ces malades, on peut supposer que c'est sous l'influence de causes diverses, chimiques, toxiques ou humorales, que ces lésions articulaires se sont développées. Cela n'est point pour nous surprendre si l'on songe que des lésions osseuses diverses peuvent reconnaître cette origine.

Enfin, par le fait même des conditions étiologiques que reconnaît le rhumatisme chronique « diathésique », on peut comprendre aussi pourquoi il s'accompagne fréquemment de manifestations viscérales diverses, névralgies, douleurs musculaires, etc., etc., toutes manifestations appelées « rhumatisme abarticulaire » et qui, nous semble-t-il, doivent en grande partie se rattacher à la cause première, aux troubles généraux de la nutrition, dont les lésions articulaires ne sont qu'une des manifestations.

Tout autre est le *rhumatisme noueux* que Landré-Beauvais appelait la *goutte asthénique primitive*, que les Anglais, avec Garrod, ont appelée *polyarthrite rhumatoïde*, que Charcot et Vidal ont désignée du nom de *rhumatisme chronique primitif*, et que Virchow a encore dénommée *arthrite déformante*. Séparée de la goutte par Sydenham, puis par Heberden, par Haygarth, nous connaissons bien cette forme de rhumatisme chronique surtout depuis les travaux de Charcot, Trastour, Vidal, etc.

Si nous la comparons à la forme de rhumatisme que nous venons de décrire, que voyons-nous? C'est qu'au lieu de débuter d'une manière insidieuse, ses premières manifestations sont généralement assez brusques. C'est par des douleurs, ou par un sensible endolorissement du membre qu'elle se caractérise, mais dès lors l'affection marche d'une façon progressive, de telle sorte qu'en quelques mois souvent le malade est devenu un infirme. Les jointures sont prises les unes après les autres; tantôt ce sont les petites articulations qui sont les premières atteintes, tantôt ce sont les plus grandes; mais, dans l'un ou l'autre cas, elles le sont le plus souvent d'une façon symétrique. L'article est gonflé, tuméfié, autant sinon plus *dans ses parties périarticulaires* qu'au niveau des extrémités osseuses, puis survient un amaigrissement des masses musculaires, qui peut rapidement prendre des proportions considérables.

Souvent aussi on observe des troubles trophiques; la peau est lisse, tendue ou bien souvent écailleuse, rugueuse.

Les déformations articulaires, peu prononcées au début de la maladie, s'exagèrent de plus en plus à mesure que s'accentuent les atrophies musculaires; ces déformations ont été parfaitement décrites par Charcot, qui en reconnaissait plusieurs types, et sur lesquels nous n'avons pas à nous appesantir ici.

Au point de vue de son évolution, ce qui caractérise le rhumatisme noueux, c'est sa marche progressive que rien ne peut arrêter : rien n'est plus désespérant pour le médecin que de voir échouer toutes les médications successivement appliquées et l'impossibilité dans laquelle il se trouve de soulager même les douleurs. C'est qu'en effet le malade souffre d'une façon presque continue, non pas seulement de douleurs au niveau des articulations, mais de douleurs généralisées, de crampes; de temps à autre survient une période de repos et de calme relatif à laquelle ne tardent pas à succéder de véritables crises de paroxysmes durant lesquelles les articulations sont gonflées et tuméfiées plus que de coutume.

Lorsque non seulement les articulations des extrémités des membres sont prises, mais lorsqu'il s'agit des articulations de la mâchoire ou des vertèbres cervicales, on comprend l'état d'impotence auquel sont réduits les malades qui ne peuvent s'alimenter qu'avec les plus grandes difficultés.

Si l'on cherche à préciser les conditions étiologiques dans lesquelles se sont développées ces arthrites multiples, on voit que, contrairement à ce que l'on observe dans la forme précédemment décrite, l'hérédité ne joue aucun rôle important : le malade est relativement jeune et il ne présente pas les attributs du tempérament arthritique ; les antécédents sont souvent muets. Parfois, c'est sans aucune cause appréciable qu'est apparue la maladie ; parfois aussi c'est à la suite d'une maladie aiguë, telle que la blennorrhagie ou la scarlatine, ou souvent aussi la puerpéralité ou la lactation.

Enfin, le rhumatisme noueux s'accompagne rarement de lésions viscérales : les altérations artérielles, l'athérome sont moins fréquemment observés que dans d'autres formes de rhumatisme chronique. En un mot, entre le rhumatisme des arthritiques et le rhumatisme noueux, les différences sont assez considérables à tous les points de vue pour qu'il y ait des raisons de les séparer l'un de l'autre. Nous avons dit que le rhumatisme noueux débutait généralement à un âge encore peu avancé, le plus souvent avant la cinquantaine : les travaux de Moncorvo, la thèse de Lacaze-Dori (1), de Céry (2), nous ont aussi appris qu'on l'observait même chez les enfants.

Si le rhumatisme noueux vrai débute le plus souvent à un âge peu avancé, on observe cepen-

(1) Lacaze-Dori, Thèse de Paris, 1882.
(2) Céry, Thèse de Nancy, 1892.

dant aussi chez le vieillard un rhumatisme chronique déformant. S'agit-il d'une même et unique maladie?

Charcot avait déjà fort bien distingué deux formes cliniques du rhumatisme noueux : l'une, chronique, apyrétique et torpide dans son évolution, celle des gens âgés, l'autre, qui frappe surtout les jeunes sujets et qui donne lieu, en général, à des douleurs très vives, à des déviations et des rétractions précoces. M. Marie, dans une leçon récente, accentue encore cette différence, oppose ces deux formes l'une à l'autre et reconnaît qu'il s'agit de deux maladies distinctes. Nous ne saurions trop approuver cette manière de voir, que l'examen de nombreux rhumatisants nous avait depuis longtemps imposée pour ainsi dire à l'esprit. Le rhumatisme noueux des vieillards est, en effet, d'une évolution beaucoup plus lente, plus insidieuse; les douleurs sont moins vives, les déformations généralement moins prononcées; il coïncide assez souvent, contrairement au rhumatisme noueux vrai, avec le rhumatisme d'Heberden, avec d'autres lésions articulaires : on voit ainsi, sur une même malade, des déformations très accusées des mains, tandis qu'aux pieds les articulations du gros orteil sont simplement tuméfiées et que celles des genoux ne présentent que de simples craquements dus à des lésions des cartilages. En un mot, nous croyons que sous le nom de rhumatisme noueux il faut au moins décrire deux affections différentes, et en cela nous ne saurions qu'approuver les idées de M. Marie : l'une, le rhumatisme noueux vrai, que nous appellerions volontiers la *polyarthrite déformante progressive*, qui peut apparaître à tous les âges de la vie, qui n'a pas d'affinités avec l'arthritisme et la goutte ; l'autre, le rhumatisme noueux des vieillards, que l'on pourrait appeler le *rhumatisme déformant sénile* et que l'on doit incontestablement rapprocher de l'arthritisme.

Ces deux formes de rhumatisme chronique ont été confondues de tout temps dans une même description ; aussi comprend-on, suivant les cas qu'ils envisageaient, que les auteurs aient voulu, les uns, rapprocher le rhumatisme noueux des autres formes de rhumatisme et de la goutte, les autres, au contraire, l'en distraire entièrement pour en constituer une forme isolée. M. Bouchard ne dit-il pas, avec raison, que le rhumatisme noueux a usurpé son nom de rhumatisme et qu'il est le premier des faux rhumatismes ? La vérité nous semble se trouver entre les deux opinions extrêmes.

Il nous resterait à nous demander quelle est la pathogénie de la polyarthrite déformante progressive, car peut-être que l'on en pourrait tirer des conclusions thérapeutiques utiles.

La symétrie des lésions avait fait supposer qu'il s'agissait peut être d'altérations développées sous l'influence du système nerveux, en un mot d'arthropathies nerveuses. L'hypothèse était séduisante ; malheureusement les recherches anatomiques sont, à cet égard, restées entièrement muettes. M. Bouchard a supposé que, dans quelques cas, on pouvait admettre qu'il s'agissait de lésions provoquées par une intoxication gastro-intestinale ; mais la preuve n'est pas encore faite, quoiqu'il soit logique d'admettre que des produits toxiques, agissant lentement, puissent à la longue déterminer des lésions du squelette.

L'apparition de la polyarthrite déformante à la suite de maladies infectieuses, à la suite de la blennorrhagie, de la scarlatine, de la puerpéralité etc., a fait penser aussi à l'origine infectieuse de cette affection, et M. Marie se rattache à cette hypothèse que des recherches bactériologiques et expérimentales semblent justifier en partie. M. Schüller (1), non seulement a trouvé un bacille spécial dans le liquide de jointures atteintes de rhumatisme chronique, mais il a pu reproduire, chez le lapin, des lésions articulaires identiques à celles observées chez l'homme.

Dans deux autres circonstances, M. Charrin (2) a vu se développer un rhumatisme chronique déformant à la suite d'une amygdalite; dans l'un de ces cas — il s'agissait d'une jeune fille de vingt-trois ans — dans le pus d'une amygdalite suppurée, M. Charrin a retrouvé le streptocoque et le staphylocoque blanc et ce dernier microorganisme dans la sérosité périarticulaire des jointures atteintes.

Quand on songe à la multiplicité des infections, qui, quoique bénignes et passagères, passant même souvent inaperçues, peuvent retentir sur l'économie en général, la notion de la nature infectieuse de la polyarthrite déformante paraît assez plausible. Mais l'infection ne joue pas un rôle exclusif et l'on peut aussi admettre que d'autres causes, telles que des intoxications lentes, des troubles nutritifs divers puissent présider au développement de ces lésions multiples.

La place qu'il faut donner au *rhumatisme chronique fibreux* décrit par Jaccoud en 1867, par Besnier, par

(1) MAX SCHUELLER, Untersuchungen über die Ætiologie der sog. chronisch. rheumatischen Gelenkentzündungen (*Berl. klin. Wochenschrift.*, 4 sept. 1893).

(2) CHARRIN, *Congrès de l'Assoc. franç. pour l'avanc. des Sciences*, Caen, 1894.

Juhel-Rénoy, Bridigi et Bandi est difficile à trouver, car ce sont là des cas rares. On sait qu'il s'agit d'une variété d'arthrites dans lesquelles les altérations articulaires sont très peu prononcées, mais où les déformations sont produites par des lésions cellulo-fibreuses périarticulaires. Dans les cas peu nombreux qui ont été relatés il s'agissait le plus souvent de sujets encore jeunes ; parfois, les lésions étaient survenues après des poussées répétées de rhumatisme articulaire aigu ; parfois cette cause ne pouvait être invoquée. Dans une autopsie récente de Regimbeau et Vedel (1) les tissus périarticulaires étaient devenus fibro-adipeux, les muscles étaient atrophiés, les os légèrement épaissis et friables. Sans pouvoir l'établir encore bien sûrement, on peut supposer que le rhumatisme chronique fibreux n'a de rhumatisme que le nom ; ce sont des reliquats de lésions articulaires avec troubles trophiques, dont la pathogénie et l'étiologie ne nous sont que peu connues.

On pourrait en dire autant de l'*arthrite sèche* ou *arthrocace* ou encore *rhumatisme articulaire chronique partiel*, qui est une affection spéciale à la vieillesse et qui se caractérise par le développement considérable des lésions articulaires. Si l'arthrite sèche se développe de préférence chez les arthritiques, si elle peut coïncider avec le rhumatisme des petites phalanges, avec ce que nous appellerions volontiers le rhumatisme chronique diathésique, nous pouvons aussi la rencontrer, semble-t-il, en dehors de ces conditions étiologiques, fréquemment aussi après les traumatismes. S'agit-il d'une lésion d'ordre trophique analogue à l'arthropathie des tabétiques? Ce sont là des

(1) Regimbeau et Vedel, *Nouveau Montpellier médical*, 1892.

questions bien difficiles à résoudre actuellement.

En résumé, sous le nom de rhumatisme chronique on englobe diverses lésions articulaires différentes à bien des égards les unes des autres ; on ne peut jusqu'à présent que *tenter des essais de classification tout en sachant qu'ils ne sont que très imparfaits*. Si nous cherchons à grouper ces diverses affections sous des dénominations spéciales, nous dirons que le rhumatisme chronique comprend :

1° Des lésions articulaires qui sont la SUITE DU RHUMATISME ARTICULAIRE AIGU ;

2° Le rhumatisme des petites articulations (rhumatisme localisé aux articulations métatarsophalangiennes des gros orteils, rhumatisme des phalanges des doigts ou rhumatisme d'Heberden), qui dans sa forme la plus accusée (rhumatisme déformant) constitue le rhumatisme des personnes âgées ; il coexiste fréquemment avec des lésions des grosses jointures, mais celles-ci sont peu accusées (douleurs, craquements, épaississement peu considérable des os et de la synoviale). Il constitue ce qu'on pourrait appeler le RHUMATISME DIATHÉSIQUE, car il a, en effet, de grandes affinités étiologiques avec ce que, faute de mieux, on appelle l'arthritisme ;

3° La POLYARTHRITE DÉFORMANTE PROGRESSIVE, qui a une identité bien spéciale ;

4° Le RHUMATISME CHRONIQUE FIBREUX et 5° l'ARTHRITE SÈCHE qui, au point de vue étiologique, sont encore à classer.

Quant aux rapports qui existent entre ces diverses variétés de rhumatisme chronique et le rhumatisme articulaire aigu, ils sont très discutables.

Néanmoins, on peut admettre, dans une certaine

mesure, que l'arthritique est plus qu'un autre sujet à être atteint de cette infection ou de cette pyoémie qu'on appelle le rhumatisme articulaire aigu.

Une cause banale pour un autre malade, un refroidissement, un traumatisme ou encore une fatigue exagérée, sera, chez lui, suffisante pour faire éclore, sous l'influence de la pénétration dans l'organisme de germes pathogènes (spécifiques ou non suivant les théories), une attaque de rhumatisme articulaire aigu.

De même, il ne répugne pas à l'esprit d'admettre que des poussées répétées de rhumatisme articulaire aigu puissent donner lieu à l'éclosion d'une polyarthrite déformante, tout comme auraient agi la blennorrhagie, la scarlatine, etc., etc.

Ainsi s'expliqueraient les rapports si controversés du rhumatisme articulaire aigu et des rhumatismes chroniques. Souvent ils se touchent, semblent encore dans quelques cas se confondre, mais, à une étude attentive, on peut le plus habituellement isoler ces diverses formes les unes des autres.

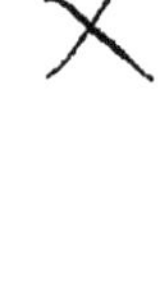

---

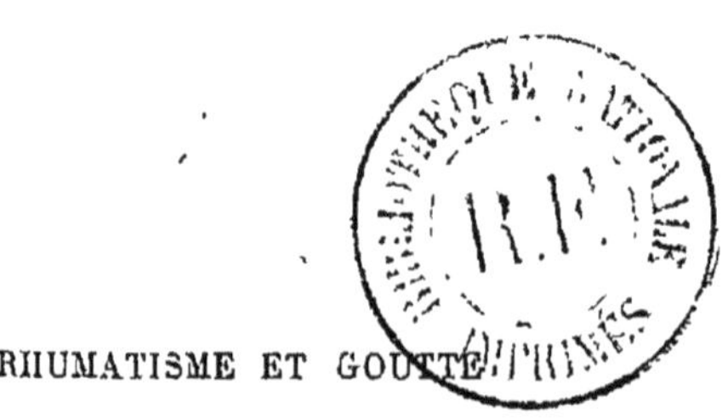

# CHAPITRE II

## Du traitement pharmaceutique des rhumatismes chroniques.

Il est peu de maladies dans lesquelles la médecine se montre aussi impuissante que dans les diverses variétés des rhumatismes chroniques ; on peut, il est vrai, en atténuer les symptômes, en calmer les exacerbations douloureuses ; mais le traitement proprement dit reste le plus souvent inefficace. Nous verrons cependant que, si le traitement pharmaceutique donne peu de résultats appréciables, on peut parfois obtenir des succès assez marqués par l'emploi de moyens locaux, par l'hygiène, par la balnéothérapie ; mais, auparavant, il importe de passer en revue les principaux médicaments qui ont été utilisés en pareilles circonstances. Nous dirons, chemin faisant, quels sont ceux qui s'appliquent particulièrement à tel ou tel cas, quoiqu'il faille reconnaître cependant que la médication soit assez uniforme et que le même principe puisse trouver de nombreuses applications dans des cas différents.

Les *alcalins* ont été depuis longtemps recommandés dans le traitement du rhumatisme chronique, en particulier dans celui du rhumatisme noueux. Charcot disait en avoir obtenu d'excellents résultats, surtaut dans les poussées aiguës ; il employait ainsi le bicarbonate de soude à une dose qui atteignait parfois 25 grammes dans les 24 heures.

Les *préparations arsenicales*, en Angleterre, et en France, ont été fréquemment employées, soit comme médication interne, soit comme médication externe ; nous y reviendrons bientôt à propos du traitement externe.

La *teinture ammoniacale de gaïac*, recommandée par Charcot, aurait parfois donné de bons résultats ; « elle produit, dit cet auteur, d'abord une exaspération des accidents locaux, puis une amélioration notable : la mobilité des jointures reparaît, quelquefois au bout d'un certain temps, et le malade éprouve un soulagement manifeste. »

On pourra la prescrire, à la dose de 1 à 4 grammes de teinture dans une potion qu'on fera prendre dans les 24 heures.

La *teinture de colchique*, très peu employée, est recommandée cependant par M. J. Simon dans le rhumatisme noueux infantile.

De tous les médicaments proposés, l'*iode* et les *iodures* sont peut-être ceux qui ont donné les meilleurs résultats ; cela est surtout vrai pour le rhumatisme déformant des vieillards, ou encore pour toutes les variétés qui se rattachent à l'arthritisme ; mais, il faut que cette médication soit continuée pendant un temps prolongé allant de plusieurs semaines à plusieurs mois ou davantage, en suspendant le traitement de temps à autre.

L'iode peut être prescrit sous forme de *teinture d'iode* ou d'*iodures*. Lasègue a surtout préconisé le traitement par la teinture d'iode à l'intérieur, médicament qu'il considérait comme supérieur à l'iodure de potassium. « Je puis affirmer, dit-il, après des expériences multiples, que, même à des doses qui dépassent celles qu'on a prescrites habituellement, l'ingestion d'iode est exempte d'inconvénients. »

Lasègue commençait par des doses faibles, de VIII à X gouttes deux fois par jour, pour augmenter progressivement jusqu'à 5 et 6 grammes. Une recommandation, sur laquelle il insistait particulièrement, c'est qu'il fallait se garder de prendre ce médicament à jeun, si l'on voulait éviter des troubles gastriques. Pendant la digestion, au contraire, l'iode lui avait semblé activer plutôt qu'entraver le travail chimique de l'estomac; jamais il n'avait observé de douleurs, ni de vomissements, ni de diarrhée, quelle que fût la susceptibilité des sujets.

La manière la plus agréable de faire prendre ce médicament est de le prescrire aux repas dans un peu d'eau sucrée, ou mieux encore dans un peu de vin d'Espagne qui en masque parfaitement le goût.

La teinture d'iode a été expérimentée par Lasègue surtout dans les cas relatifs à cette forme de rhumatisme noueux que nous avons dénommée *polyarthrite déformante progressive*, celle dans laquelle prédominent surtout des lésions de la synoviale. Dans les formes de rhumatisme sénile, l'iodure de potassium semble, au contraire, avoir une action plus prononcée. Dans plusieurs cas où nous avons essayé l'usage de la teinture d'iode suivant le procédé de Lasègue, nous avons pu, en effet, voir survenir une réelle amélioration, mais, contrairement à ce que disait cet éminent clinicien, assez rapidement ont apparu des phénomènes d'intolérance gastrique, lorsque nous avons voulu pousser les doses au delà d'une cinquantaine de gouttes.

Les *iodures*, soit les *iodures de potassium*, de *sodium*, de *strontium* constituent par contre la médication de choix contre la plupart des formes du rhumatisme chronique ; mais, comme nous l'avons dit, c'est dans la forme qui se rattache à l'arthritisme, dans le rhumatisme déformant, dans celui des phalanges ou des orteils, qu'il donne les plus heureux résultats ; cela n'est point, du reste, pour nous étonner quand on réfléchit aux effets favorables que ce médicament produit dans les diverses manifestations liées à l'arthritisme, mais il faut pour cela que la médication en soit continuée pendant un temps fort long.

Nous le prescrivons habituellement à des doses qui ne dépassent pas 1 gramme par jour et cela durant trois semaines chaque mois.

La meilleure méthode pour suivre le traitement ioduré est de prendre le médicament au moment des repas, soit dans du sirop de café (Besnier), soit dans de la bière.

Quant au choix de la préparation iodurée, on pourra prescrire soit les sels de potassium, soit ceux de sodium ou de strontium. Pour notre part, l'iodure de potassium nous a toujours semblé posséder une action *très supérieure*, sans qu'on puisse en expliquer la raison.

On pourra avoir recours aux formules suivantes :

| | | | |
|---|---|---|---|
| ℞ | Iodure de potassium........... | 15 | grammes. |
| | Eau distillée.............. .... | 250 | — |

à prendre : une cuillerée à dessert dans un peu de bière au moment des repas.

Ou bien, si l'on veut, associer les iodures aux alcalins et à l'arsenic, on formulera de la façon suivante (Whitla) :

℞ Iodure de sodium.......... 2 grammes.
Bicarbonate de soude......... 4 grammes.
Bicarbonate de potasse....... 7 gr. 50 centigr.
Liqueur de Fowler........... 1 gr 50 centigr.
Sirop de salsepareille....... 150 grammes.
Eau dist. Q. S. pour dissoudre.

à prendre : une cuillerée à bouche après chaque repas.

Sir Alfred Garrod et Fuller prescrivaient plus volontiers l'*iodure de fer* et Archibald Garrod dit aussi qu'aucun médicament connu ne lui a donné des résultats aussi satisfaisants dans l'arthrite rhumatoïde. Ce composé est surtout indiqué lorsque la maladie évolue sur un terrain lymphatique ou qu'elle s'accompagne de symptômes d'anémie et de faiblesse générales. Dans les mêmes conditions, on pourra aussi prescrire le *sirop iodo-tannique.*

Quant à l'action des iodures, on la connaît très imparfaitement: ces sels ne semblent pas, du moins, agir directement sur les articulations; les expériences de Rosenbach et de Pohl (1) ont, en effet, montré que les iodures, administrés par voie buccale ou voie hypodermique, ne passent jamais dans le liquide des articulations, ni dans l'épanchement des cavités séreuses, du moins lorsqu'il s'agit d'un épanchement inflammatoire. Les salicylates posséderaient au contraire une action directe sur l'épanchement articulaire.

Il est probable que c'est par l'action qu'il exerce sur la nutrition, dont il modifie puissamment les échanges, que l'iodure de potassium agit sur les arthrites du rhumatisme chronique.

D'après Henrijean et Corin, sous l'influence de

(1) Rosenbach et Pohl. *Berl. klin. Wochens.*, 8 sept. 1890.

l'iode, l'albumine subirait dans sa molécule une modification telle qu'elle deviendrait plus facilement oxydable.

Dans leurs recherches physiologiques chez l'homme ces deux auteurs ont constaté que de fortes doses d'iodure augmentaient notablement la quantité d'azote excrété. Les iodures seraient donc des agents thérapeutiques qui activeraient les échanges nutritifs.

En tous cas, lorsqu'on prescrira les préparations iodurées, il faudra ne pas oublier que des accidents d'iodisme peuvent se produire, même avec de très faibles doses ; ils semblent même être plus fréquemment observés dans ce dernier cas. On agira donc, au début, avec prudence et l'on se rappellera qu'un excellent moyen, recommandé par Röhmann et Malachovski pour prévenir ou combattre ces accidents, est de prescrire en même temps que l'iodure 5 à 6 grammes de bicarbonate de soude par jour.

Une autre préparation iodée que des recherches récentes viennent de préconiser et qui demande à être expérimentée à nouveau est l'*acide iodique* et son sel l'*iodate de soude* (Liebreich, Ruhemann). Ces médicaments, peu utilisés encore en médecine, se présentent sous l'apparence de substances cristallisées, blanches, assez solubles dans l'eau.

L'iodate de soude peut être prescrit en solution, en pilules de 0 gr. 15 dont le malade prend de 3 à 6 par jour, ou encore en injections hypodermiques d'une solution de 5 à 10 0/0. On injecte alors en une fois de 0 gr. 05 à 0 gr. 20 centigr. du médicament.

L'acide iodique, plus irritant, a des indications beaucoup moins étendues que l'iodate de soude ; on l'emploie surtout sous forme de pommade à 5 ou

10 0/0 et Ruhemann dit en avoir obtenu des résultats favorables en pratiquant des onctions sur les articulations douloureuses.

Nous avons, pour notre part, expérimenté l'iodate de soude en injections hypodermiques et par la voie gastrique dans deux cas de rhumatisme chronique. Dans l'un, vrai type de polyarthrite déformante, rebelle du reste à tous les médicaments, les résultats, qui semblèrent favorables dans les premiers jours, ont été nuls; dans le second, bien différent du premier et qui représentait un reliquat de rhumatisme articulaire aigu, avec poussées nouvelles sans fièvre, l'amélioration est rapidement survenue.

Ce sera donc là, en tous cas, un médicament à expérimenter de nouveau.

Les *préparations salicylées*, le salicylate de soude, ont été également expérimentés dans les rhumatismes chroniques; mais, si elles agissent parfois sur l'élément douleur, il faut avouer que dans la plupart des cas leur action se borne à cela et qu'elles ne modifient que bien peu la marche et l'évolution de la maladie. Vulpian prescrivait volontiers le *salicylate de lithine* à la dose de 4 à 5 gr. par jour pour un adulte; d'après Vulpian ce médicament agirait en tant que *sel* et non pas par la quantité d'acide salicylique ou de lithine qu'il contient. Le seul inconvénient est l'apparition de malaises intestinaux accompagnés de coliques et de diarrhée, accidents légers du reste et qui semblent être produits surtout par la lithine seule; ces mêmes troubles, en effet, peuvent s'observer avec d'autres sels de lithine et ne surviennent pas quand on emploie le salicylate de soude.

Le *salophène*, la *salipyrine*, l'*antipyrine*, le *phénocolle*, la *malakine*, l'*acétanilide*, etc., dont nous avons longuement parlé en exposant le traitement du rhumatisme articulaire aigu (voir page 38 et suivantes), peuvent être prescrits aussi avec avantage dans les poussées aiguës, douloureuses du rhumatisme chronique, mais souvent l'on échoue malheureusement.

Dans cette même catégorie de préparations il faut citer le *salol*, qui aurait donné d'excellents résultats à M. P. Marie dans la polyarthrite déformante progressive ou rhumatisme noueux d'origine infectieuse.

L'*ichtyol*, substance retirée par distillation d'un minéral bitumineux contenant de nombreux débris de poissons fossiles, a été recommandé par Lorenz, Nüssbaum dans les diverses formes de rhumatisme chronique. Nous n'avons à cet égard aucune expérience personnelle. Si on voulait prescrire ce médicament, on pourrait l'administrer sous forme de pilules de 0 gr. 10 centigr. à la dose de 4 à 5 par jour ou encore sous forme de médicament externe.

Il présente, en tous cas, un inconvénient, c'est d'être d'une odeur fort désagréable et de provoquer des renvois fort pénibles pour le malade.

Enfin la *pilocarpine* a été préconisée par Hochalt.

---

## CHAPITRE III

### Du traitement local et des bains dans les rhumatismes chroniques.

**Traitement local.** — Si la médication thérapeutique dans les rhumatismes chroniques, et surtout dans les formes les plus graves, est souvent dépourvue d'efficacité, on trouve dans le traitement local des ressources fréquemment utiles.

C'est ainsi que les *vésicatoires volants*, les *badigeonnages de teinture d'iode*, les *pointes de feu*, les onctions avec les différents *liniments* dont nous avons parlé à propos du rhumatisme subaigu, pourront être employés avec succès. On pourra aussi avoir recours avec avantage aux *liniments belladonés*, *salicylés*, etc.

Staple recommande beaucoup les onctions sur les articulations malades avec un liniment composé à parties égales d'*huile d'olive et d'essence de Wintergreen;* on recouvre ensuite le membre d'une épaisse couche d'ouate; ce traitement aurait donné de très heureux résultats. L'essence de Wintergreen contient, nous l'avons dit, une grande quantité de salicylate de méthyle, environ 90 0/0; aussi peut-on supposer que ces enveloppements agissent à la façon des liniments salicylés dont nous avons donné les diverses formules (voir plus haut, p. 25).

Les *enveloppements phéniqués* au moyen de compresses imbibées d'une solution de 2 à 5 0/0, les injections sous-cutanées d'acide phénique à 1 ou 2 0/0 au pourtour des articulations (A. Martin), ont été recommandées à plusieurs reprises différentes, en particulier par les auteurs allemands. Nous n'avons à cet égard aucune expérience personnelle.

De tous les moyens locaux employés dans le traitement du rhumatisme chronique, un des plus efficaces est le *massage*; mais il faut continuer cette pratique pendant longtemps; on arrive ainsi, avec de la persévérance, sinon à faire disparaître les déformations, du moins à les atténuer; les muscles atrophiés reprennent leur volume, les jointures deviennent plus mobiles, moins douloureuses. Nous avons pu suivre ainsi plusieurs jeunes femmes atteintes de polyarthrite déformante à la suite de troubles utérins, dont l'état général et local fut assez rapidement amélioré.

Les effets du massage sont encore bien plus sensibles lorsqu'on les combine au traitement thermal.

Dans ce même ordre d'idées, Trastour (1) recommande de ne pas laisser le malade dans l'immobilité; il faut qu'il marche, coûte que coûte, avec des béquilles ou en poussant une chaise devant lui, qu'il cherche à se servir de ses mains. « J'ai été conduit à cette règle, dit-il, en voyant les personnes qui *remuaient* ne pas devenir aussi infirmes que celles qui ne bougeaient pas. » Charcot n'avait-il pas noté aussi que les déformations de la main droite dont se sert toujours plus ou moins le malade, ne sont jamais aussi caractérisées que celles de la main gauche condamnée à une immobilité presque complète?

(1) Trastour. Le mouvement malgré la douleur dans le rhumatisme chronique (*Sem. méd.*, 1886, p. 442).

L'*électricité* dans le rhumatisme chronique, et surtout dans la polyarthrite déformante, a donné aussi des succès (Remak, Althaus). C'est surtout à l'électricité galvanique qu'il faut avoir recours ; Boudet de Paris (1) s'exprime ainsi : « Des trois modes d'électrisation, statique, faradique et galvanique, le dernier est celui auquel on doit recourir de préférence, les deux premiers n'agissant guère que sur les muscles et la circulation des petits vaisseaux. »

Le mode d'application est le suivant : Appliquer le pôle positif, représenté par une large plaque mouillée, sur la région cervico-dorsale (pour le rhumatisme des membres supérieurs), ou sur la région dorso-lombaire (pour le rhumatisme des extrémités inférieures). — Plonger les extrémités malades dans un bassin de porcelaine plein d'eau légèrement salée et à la température du corps. — Enfin, mettre cette eau en communication avec le pôle négatif de la pile au moyen d'une plaque métallique et d'un fil conducteur.

Les séances doivent être faites tous les jours au moins pendant le premier mois, et chacune d'elles doit avoir une durée de 10 à 15 minutes.

L'intensité du courant variera suivant la résistance du sujet, suivant son âge, de 8 à 10, 20 ou 25 milliampères.

On pourra également employer le *bain électrique*. Le malade est placé dans une baignoire remplie d'eau à 36° ou 37° ; un plateau de cuivre relié au pôle négatif est mis au pied de la baignoire, un autre à la tête, relié au pôle positif ; il faut avoir soin que le malade ne touche pas ces plateaux, et on y arrive en

(1) Boudet de Paris, *in* Th. Lacaze-Dori, Paris, 1882, p. 54.

maintenant ses épaules et sa tête éloignées au moyen d'un support de bois.

Le courant qu'on emploie doit être de 200 milliampères; mais on n'y arrive que progressivement en augmentant peu à peu son intensité; on calcule, en effet, que le malade ne reçoit guère que 40 milliampères et que les 4/5 du courant passent dans l'eau (Steavenson). On diminue ensuite progressivement le courant avant de terminer le bain. Quelquefois encore, si les déformations de la main sont très prononcées, on fera saisir au malade un manche métallique qu'on aura préalablement relié au pôle négatif du courant; de cette façon, on obtient souvent des effets locaux plus prononcés que par l'immersion pure et simple.

**Du traitement chirurgical des rhumatismes chroniques.** — L'intervention chirurgicale dans les rhumatismes chroniques ne peut être que purement palliative; elle se propose seulement, en effet, de remédier à quelques déformations trop prononcées qui gênent les mouvements ou empêchent complètement l'usage d'un ou de plusieurs membres.

Zésas, Cornils, Bosc, W. Müller, etc., ont rapporté plusieurs cas où ils étaient intervenus, mais les résultats sont encore trop douteux pour qu'on puisse porter un jugement définitif.

C'est surtout dans les formes graves de l'arthrite déformante ou de l'arthrite sèche, soit de la hanche, soit du genou ou du poignet, qu'on a pratiqué la résection des surfaces malades.

Dans plusieurs cas, les mouvements, très gênés ou impossibles auparavant, sont devenus plus libres après l'opération, mais souvent aussi les résultats éloignés n'ont pas été heureux.

Ce sera donc presque exclusivement dans les formes mono-articulaires qu'on pourra être autorisé à intervenir, lorsque les douleurs sont vives, les troubles fonctionnels prononcés, et encore devra-t-on ne s'adresser qu'à des sujets qui n'auront pas dépassé un certain âge, car chez les vieillards l'opération n'a presque jamais donné des résultats favorables.

Dans les formes de rhumatisme chronique où les arthrites sont multiples, il n'y aura pas à songer à une intervention, sauf peut-être pour remédier à des ankyloses en position vicieuse. C'est ainsi que, lorsque les orteils sont déviés au point que la marche devient difficile, sinon impossible, on pourra être autorisé à réséquer une partie ou la totalité d'une extrémité métatarsienne, et replacer l'orteil dans une situation plus avantageuse. Dans plusieurs cas les résultats immédiats et éloignés ont été des plus heureux. W. Müller va plus loin encore, et propose soit l'extirpation de la synoviale, soit la résection complète, typique, dans certains cas de rhumatisme chronique où les moyens médicaux ont échoué (1). Il faudra attendre de nouveaux faits avant de pouvoir formuler une conclusion.

**Bains.** — Les bains comptent parmi les moyens les plus utilement employés dans le traitement des rhumatismes chroniques. On en a expérimenté de toutes espèces avec plus ou moins de succès, les *bains alcalins*, contenant 250 gr. de carbonate de soude, les *bains sulfureux* avec 100 gr. de trisulfure de potassium, etc. Guéneau de Mussy recommandait surtout les *bains arsenicaux*. Il prescrivait ainsi un bain de

(1) W. Muller, *Arch. f. klin. Chir.*, XLVII, 3-4.

300 l. environ contenant de 1 à 8 gr. d'arséniate de soude et il y ajoutait de 100 à 150 gr. de sous-carbonate de soude.

Cette association lui avait paru constituer un mélange plus puissamment résolutif, mais beaucoup plus excitant que le bain arsenical seul. Aussi, lorsque la maladie n'était pas franchement chronique, lorsqu'elle s'accompagnait de poussées douloureuses, n'employait-il que le bain contenant exclusivement de l'arsenic, sans sel sodique. On y ajoutait ou non 200 à 300 grammes de gélatine.

Les bains étaient donnés à la température de 35° à 36° d'une durée de 3/4 d'heure à 1 h. 1/2. Au début du traitement, on donnait un bain tous les deux jours, puis, s'ils étaient bien supportés, 2 ou 3 ou 4 de suite.

Il faut avoir soin de faire coucher le malade après le bain pendant une heure ou deux : car il peut se produire un mouvement fluxionnaire, une « hypercrésie » cutanée que le moindre refroidissement pourrait arrêter.

Après un certain bien-être éprouvé pendant la durée du bain, il n'est pas exceptionnel de voir survenir des douleurs assez vives au niveau des articulations ; parfois même de l'agitation, de l'insomnie provoquée par les douleurs et par des sensations de chaleur et de prurit au niveau des membres malades.

Ce sont là des phénomènes dont il faut avoir soin de prévenir le patient et que l'on combat avec des liniments calmants ou avec de petites doses de pouvre de Dower ou de cynoglosse (G. de Mussy.)

Cette médication doit être continuée et reprise de temps à autre ; deux fois par an, au printemps et à l'automne, le malade fera bien de prendre de 15 à 25 bains.

Quant aux effets obtenus, laissons la parole à G. de Mussy : « Souvent, après un petit nombre de bains, la tuméfaction a diminué, la souplesse remplace la rigidité des articulations. Quand les désordres du squelette ne sont pas trop considérables, les membres déviés reviennent peu à peu à leur direction normale. Je ne prétends pas que la déformation disparaisse complètement ; mais elle diminue, et surtout elle cesse de mettre obstacle à l'action des membres. Il est probable que ce travail réparateur agit efficacement sur les lésions osseuses les plus récentes et sur les dépôts morbides développés dans les parties molles. En même temps, les muscles qui s'étaient atrophiés par défaut d'exercice semblent se développer ; les espaces intercostaux sont moins déprimés. » Et plus loin, il ajoute (1) : « J'ai vu une malade impotente depuis 7 ans marcher, se servir de ses membres après une vingtaine de bains ; et un an après, bien qu'elle exerçât un métier fatigant, son rétablissement ne s'était pas démenti. »

C'est surtout dans le rhumatisme noueux vrai que cette médication a donné à G. de Mussy d'heureux résultats ; ils ont été moins favorables quand les lésions de la synoviale étaient très profondes, lorsqu'il existait en même temps de véritables fongosités articulaires.

Les *bains de vapeur*, les *bains de vapeur térébenthinés*, très anciennement connus puisque Cook et son équipage avaient appris cette méthode de peuplades sauvages, peuvent être aussi utilisés ; il en est de même

(1) N. G. de Mussy. *Clinique médicale*, t. I, 1874, p. 270.

des *bains d'air chaud et sec*, des *fumigations de baies de genièvre*.

Dans ces différents cas, bains arsénicaux, de vapeurs, etc., etc., on peut se demander si c'est l'élévation de la température seule ou le médicament contenu dans le bain qui agit. Lasègue, qui avait beaucoup expérimenté ces moyens thérapeutiques, pensait que la température de l'eau du bain était le facteur le plus important. Aussi préconisait-il surtout les bains simples de 40° à 45° administrés tous les deux jours durant plusieurs mois. Quant aux effets obtenus, voici ce qu'en disait Lasègue (1) : « La roideur articulaire s'atténue, les jointures sont moins empâtées, les mouvements moins pénibles ; j'ai vu après une cure prolongée par les bains simples de 40 à 45° administrés tous les deux jours pendant des mois, des malades condamnés au lit et à l'oisiveté, pouvoir reprendre quelques travaux manuels, se lever, marcher, descendre les escaliers, tous exercices qui semblaient leur être désormais interdits. » Et plus loin, il ajoute : « Sans discuter la valeur relative des bains composés, je me crois autorisé par une longue expérience à déclarer qu'aucune médication balnéaire méthodique ne peut être opposée au rhumatisme noueux, si on n'y fait entrer au premier chef la température. »

Quand on voudra recourir à la méthode des bains chauds, il ne faudra pas l'employer d'une façon aveugle : les règles les plus importantes à observer sont les suivantes : la durée du bain ne doit pas dépasser de 20 à 30 minutes au maximum ; la température d'entrée doit être inférieure à la température

(1) Lasègue, *Etudes médicales*, t. II, p. 1132.

de sortie, quels que soient les degrés extrêmes; l'accroissement de la température doit être successif et sans secousses; le maximum utile est de 48°, le plus souvent de 45°.

Le bain est aisément toléré à la condition qu'on évite les sensations produites par la vaporisation de l'eau sur la partie du corps non immergée, et que le degré maximum ne soit pas maintenu au delà de 8 à 10 minutes.

Au sortir du bain le malade est remis dans son lit et il reprend vite, non pas la température vraie qui a peu varié, mais la température apparente, qui se résume en ce fait : n'avoir pas conscience qu'on a chaud ou froid (Lasègue). Il ressent en même temps une légère sudation qu'il est inutile de chercher à prolonger; il suffit d'abandonner le malade à lui-même.

Pour ce qui concerne l'indication des bains surchauffés, on peut dire que cette pratique convient à la plupart des variétés de rhumatisme chronique et qu'elle est surtout efficace lorsqu'il s'agit de reliquats d'un rhumatisme articulaire aigu, tandis qu'elle l'est peut-être moins dans la polyarthrite déformante.

A plusieurs reprises, Lasègue avait essayé la médication par les bains locaux surchauffés, mais il disait n'en avoir jamais obtenu d'aussi bons résultats qu'avec les bains généraux.

En tous cas, ces diverses pratiques ne seront utilisées que pendant les rémissions des poussées douloureuses; elles ne sont efficaces qu'à cette seule condition.

Le *bain de sable chaud* était déjà recommandé par Trousseau sous la forme de bain local ou de douche de sable chaud : on plongeait les parties malades dans du sable chaud et on laissait tomber sur elles du sable à une temperature aussi élevée que possible. Ces bains locaux devaient être employés deux ou trois fois par jour, pendant une heure.

Cette méthode semble, du reste, bien ancienne s'il est vrai qu'Hérodote en parle dans ses écrits ; elle a été dernièrement encore expérimentée par Grawitz, qui a essayé les bains de sable chaud dans le rhumatisme chronique. Il procède de la manière suivante : on verse dans une baignoire une quantité de sable assez considérable pour former une couche d'une épaisseur de 15 centimètres. Ce sable a été préalablement chauffé à 50°. Le malade est placé dans la baignoire, un oreiller sous la tête, puis on le recouvre entièrement jusqu'au cou de sable chaud; la baignoire est ensuite recouverte d'une couverture de drap épais pour éviter le rayonnement.

M. Grawitz a obtenu d'excellents résultats dans plusieurs cas de rhumatisme chronique à forme d'arthrite déformante généralisée, forme que nous avons cherché à bien isoler comme maladie autonome. Les malades de M. Grawitz étaient, du reste, d'âge encore peu avancé et nous avons dit que le vrai rhumatisme noueux n'était point une affection appartenant exclusivement à la vieillesse.

Ce traitement, applicable aussi à d'autres affections, telles que la sciatique par exemple, présente, entre autres avantages, de pouvoir être employé chez des malades assez gravement atteints, sans crainte d'accidents de collapsus tels qu'on en observe parfois avec les bains d'eau chaude.

Chose curieuse, c'est aux environs de 50° que le malade supporte mieux le bain de sable ; il a plutôt des sensations désagréables de froid avec une température inférieure.

Peu de temps après l'immersion dans le sable, le malade commence à transpirer abondamment; la quantité totale de la sueur sécrétée peut aller ainsi jusqu'à 1,000 ou 1,500 grammes.

Un des grands avantages du bain de sable chaud, c'est qu'il est possible de faire séjourner le malade, pendant sa durée, dans une atmosphère fraîche; le corps seul est maintenu à une température élevée, mais la tête est placée à une température bien inférieure, et l'on évite ainsi les phénomènes congestifs qui peuvent se produire; en même temps par la respiration et l'expiration d'abondantes quantités de vapeur d'eau, le malade peut lutter avantageusement contre le réchauffement de tout son organisme.

---

## CHAPITRE IV

### Des eaux minérales dans le traitement des rhumatismes chroniques.

Toutes les formes de rhumatisme chronique sont, à un moment ou l'autre de leur évolution, tributaires d'un traitement par les eaux minérales ; les eaux sulfureuses, les chlorurées sodiques, les boues végétales, etc., etc., sont tour à tour préconisées au rhumatisant; mais, il faut l'avouer, les résultats obtenus sont loin d'être comparables entre eux. Cela tient, en réalité, à plusieurs facteurs différents, à la variété clinique de rhumatisme à laquelle on a affaire, à la période de la maladie, à l'état général plus ou moins favorable du sujet. On ne peut donc pas prescrire indifféremment au rhumatisant chronique une cure thermale. Le choix doit en être judicieusement fait car parfois, loin de provoquer une amélioration, on voit, après le traitement thermal, la maladie subir une notable aggravation.

Nous avons dit, en parlant de l'emploi des bains chauds et des bains de sable, que l'on obtenait souvent des améliorations très sensibles quand cette médication pouvait être prolongée durant un certain temps, que la thermalité élevée des bains était le facteur le plus important dans ce traitement. On peut en dire autant à propos des eaux minérales : *le traitement balnéaire des rhumatismes chroniques est basé sur la thermalité élevée des eaux, quelle que soit leur composition chimique.*

Ce n'est pas qu'il faille ne tenir aucun compte de la minéralisation de ces eaux, et ce serait une erreur que de croire qu'on peut indifféremment employer des eaux sulfureuses ou chlorurées sodiques ; chacune d'elles trouve ses indications spéciales, mais le facteur le plus important c'est leur thermalité. Presque toutes ces eaux ne sont du reste, à quelques exceptions près, utilisées que comme traitement externe, sous forme de bains, de douches et dans la plupart des stations fréquentées par les rhumatisants, on y adjoint d'autres traitements locaux, dont l'efficacité, nous l'avons dit, est souvent évidente : les massages, l'électricité, etc.

Si l'on songe aussi que le rhumatisant quitte ses occupations habituelles, au moment où il va s'installer dans une station thermale, pour aller vivre dans une localité généralement mieux située, plus saine, plus ensoleillée, on comprendra qu'il soit souvent difficile, dans les résultats obtenus, de faire la part exacte de ce qui revient au seul traitement hydro-minéral.

Ces conditions multiples, hygiène mieux comprise, repos physique et moral, etc., jouent un rôle incontestable dans l'amélioration obtenue par la cure thermale.

Ces données étant établies, voyons maintenant quelles sont les indications générales des eaux thermales chez les rhumatisants chroniques.

Parmi les eaux d'une thermalité élevée qui sont utilisées dans le traitement des rhumatismes chroniques, on peut établir trois classes différentes :

1° Les unes sont *des eaux sulfureuses* ; 2° les autres sont *chlorurées sodiques*, 3° les troisièmes enfin son dites *thermales simples* ou *indifférentes*, c'est-à-dire qu'elles sont peu riches en principes minéraux : on peut adjoindre à ce troisième groupe des eaux très analogues par leurs effets généraux et locaux, les eaux *sulfatées calciques* chaudes.

A) Les eaux *sulfureuses* sont (De la Harpe) ou *sulfurées sodiques* ou *hydrosulfurées* (calciques ou chlorurées).

Les sulfurées sodiques sont presque une spécialité de la région des Pyrénées; elles sont représentées par Amélie-les-Bains, Ax, Bagnères-de-Luchon, Barèges, Eaux-Bonnes, Eaux-Chaudes, Saint-Sauveur, Vernet, etc., etc., pour ne parler que des plus importantes stations. Elles sont toutes d'une faible minéralisation, d'une thermalité élevée de 20° à 66° et contiennent en outre une substance organique onctueuse composée de schizomycètes, la *barégine*.

Employées sous forme de bains, ces eaux possèdent des propriétés excitantes, en particulier sur la peau, de telle sorte qu'on voit assez fréquemment survenir après quelques jours une poussée cutanée, caractérisée par une éruption miliaire.

Elles conviendront à tous les cas de rhumatismes chroniques *non excitables*, c'est-à-dire lorsqu'il y a peu de douleurs, lorsque les poussées aiguës sont déjà éloignées. Leur véritable indication nous semble être le rhumatisme lié à l'arthritisme, surtout lorsqu'il s'accompagne soit de lésions cutanées, eczéma, etc., soit, comme le cas est fréquent dans cette variété de rhumatisme, de catarrhe naso-pharyngien, de bronchite chronique.

On s'abstiendra de les prescrire aux rhumatisants nerveux et surtout à ceux qui sont atteints de quelque lésion viscérale.

Parmi ces différentes stations thermales, une seule (De la Harpe) présente des eaux à caractère sédatif, caractère qu'elle doit en partie à son climat mou et doux; c'est Saint-Sauveur. Les rhumatisants névropathes, les femmes surtout, à plus forte raison lorsqu'elles présentent des troubles du côté des organes génitaux, des névralgies diverses, etc., trouveront à Saint-Sauveur une amélioration sensible, comme nous avons pu le constater à plusieurs reprises différentes.

Les eaux hydrosulfurées sont ou calciques (Aix-les-Bains, Allevard, Baden, Saint-Honoré, Schinznach) ou associées aux chlorures (Aix-la-Chapelle, Lavey, Saint-Gervais, Uriage etc.).

Les deux principaux types de ces eaux sont Aix-les-Bains et Aix-la-Chapelle et les bons effets qu'on en obtient chez les rhumatisants chroniques tiennent peut-être autant à l'heureuse installation de ces stations, au mode perfectionné du massage qu'on y pratique, qu'à la composition des eaux elles-mêmes.

Toutes les formes d'arthrites chroniques et, en particulier, les arthrites rhumatismales sont justiciables d'un traitement dans une de ces stations; la seule contre-indication c'est la tendance aux poussées douloureuses et à la congestion, ou encore l'existence de lésions viscérales, quoique, ainsi que nous l'avons déjà dit en parlant du rhumatisme articulaire aigu, les médecins d'Aix-les-Bains aient vu sous l'influence de la cure thermale des lésions valvulaires s'améliorer.

Suites de rhumatisme articulaire aigu, rhumatisme chronique d'origine arthritique, qu'il soit localisé à quelques jointures ou qu'il prenne les allures du rhumatisme déformant, se trouveront améliorés par un séjour dans une de ces stations. Les raideurs articulaires, les douleurs et l'atrophie musculaires, les névralgies qui accompagnent souvent cette variété de rhumatisme chronique, en particulier la sciatique, les déformations consécutives aux arthrites, s'y trouveront améliorées.

Le traitement d'Aix-les-Bains est représenté surtout par la douche-massage (Forestier) qui consiste à masser le malade sous un jet d'eau thermale : on emploie, il est vrai, d'autres procédés, l'étuve générale, l'étuve locale des membres etc., mais la douche-massage est le procédé de choix.

Sous son influence, non seulement l'état local s'améliore, mais il semble aussi que les fonctions nutritives soient heureusement influencées; on voit, en effet, la quantité d'urée et d'acide urique augmenter dans des proportions assez notables; en un mot, il y a surexcitation des oxydations azotées en même temps que régularisation des échanges nutritifs.

B) Les *eaux chlorurées sodiques* représentées par Baden-Baden, Bourbon-Lancy, Bourbon-l'Archambault, Bourbonne, Rheinfelden, Salies-de-Béarn, Salins-Jura, Wiesbaden etc , sont des eaux toniques, excitantes, altérantes; d'après les expériences de Keller on observe, sous l'influence des bains salés, une diminution des matières azotées incomplètement oxydées, en même temps que la proportion de l'urée augmente; de même les chlorures, les phosphates, surtout les phosphates alcalins, sont en quantité plus considérable. En un mot, les bains salins activent les échanges nutritifs et constituent une médication tonique au premier chef.

C'est dire dans quelles circonstances il faut prescrire les bains salés dans le rhumatisme chronique :

il faudra s'en abstenir lorsqu'il s'agira de sujets atteints de poussées articulaires récentes à manifestations nerveuses multiples, ou atteints de lésions viscérales, d'artério-sclérose, etc.

Ils conviendront, au contraire, à merveille aux rhumatisants lymphatiques, mais à antécédents scrofuleux chez lesquels la nutrition est ralentie. C'est, en particulier, dans la polyarthrite déformante progressive, surtout lorsque l'état général est défectueux, lorsque les manifestations articulaires sont torpides, que l'empâtement a peu de tendance à régresser, que les bains chlorurés sodiques seront indiqués. Ce seront surtout les eaux de haute thermalité, quoique leur minéralisation soit moins riche, comme Bourbonne, Bourbon-l'Archambault, Bourbon-Lancy, etc. qui donneront les meilleurs résultats.

A cette classe particulière d'eaux thermales, il faut en rattacher plusieurs autres qui, quoique chlorurées sodiques, contiennent encore d'autres principes minéraliseurs, telles que La Bourboule, qui est une eau chlorurée bicarbonatée sodique et arsénicale; le rhumatisme des scrofuleux, la polyarthrite déformante trouvent là une indication formelle que N. Guéneau de Mussy avait depuis longtemps précisée.

On peut encore citer Saint-Nectaire (eau chlorurée bicarbonatée), et surtout deux grandes et importantes stations que l'on a souvent comparées entre elles, Royat et Ems. Royat, outre une faible quantité de chlorure de sodium, contient encore du bicarbonate de soude, un peu de lithine et de fer. Ems est moins chloruré, mais plus chaud.

Ces deux stations sont surtout indiquées pour toutes les formes de rhumatisme que nous avons rattachées à l'arthritisme, c'est-à-dire au rhumatisme constitutionnel; c'est plus encore à l'état général qu'à l'état local que s'adresse la balnéation dans l'une et l'autre de ces stations : rhumatisme des grandes jointures, rhumatisme des phalanges, rhumatisme d'Heberden trouvent là leur indication, d'autant plus formelle si on retrouve la goutte dans les antécédents héréditaires, si le sujet a été atteint de coliques hépatiques, de troubles dyspeptiques, d'entéralgie etc.; si, en même temps, existent des lésions cutanées, telles que eczéma sec de la paume des mains, etc., etc.

Contrairement à la plupart des stations dont nous avons déjà parlé, les eaux de Royat sont également utilisées pour l'usage interne.

C) La troisième grande classe des eaux minérales employées dans les rhumatismes chroniques, les *eaux thermales simples ou indifférentes* n'agissent que par leur haute température. Alet, Bagnoles, Chaudesaigues, Dax, Luxeuil, Néris, Plombières, Ragatz, Schlangenbad, Wildbad, etc., etc., en sont les principaux représentants en France et à l'étranger.

Elles conviendront à tous les rhumatisants chroniques qui souffrent encore un peu de leurs articulations, dont les résidus articulaires sont encore excitables, aux rhumatisants neurasthéniques, à manifestations nerveuses multiples, à ceux dont les viscères ont été touchés, aux femmes qui souffrent constamment de troubles de la menstruation ou de reliquats d'une lésion utérine ou périutérine.

La plupart de ces stations sont situées à des altitudes assez élevées, de telle sorte qu'à l'influence exercée par le traitement hydro-minéral vient se joindre celle qui est produite par le séjour dans une localité de montagne; en un mot ce sont des stations calmantes en même temps que toniques.

Enfin, on ne saurait passer sous silence une dernière catégorie de stations balnéaires où on emploie avec succès le traitement par les *boues végéto-minérales chaudes* (Saint-Amand, Balaruc, Dax); les boues sont constituées par un véritable limon déposé par les eaux minérales elles-mêmes, qu'on fait chauffer et dans lequel on immerge soit simplement un membre malade, soit le corps tout entier. La matière qui compose les bains de cette sorte étant mauvaise conductrice de la chaleur, on peut ainsi faire prendre au malade des bains très chauds de 40° à 42° et prolongés. Ailleurs (Spa, Franzensbad, Marienbad) on emploie la tourbe ou la terre tourbeuse exposée à l'air, puis mélangée à l'eau minérale et chauffée à la température voulue.

C'est dans les rhumatismes déformants, et surtout dans la polyarthrite déformante que ces bains, unis au massage, à l'électricité, ont donné d'heureux résultats.

Telles sont *les indications générales* du traitement hydro-minéral dans les rhumatismes chroniques; mais il en est beaucoup qu'on ne peut préciser : car, à chaque malade, suivant son état général, suivant qu'il existe ou non des lésions concomitantes ou des troubles fonctionnels viscéraux, les indications varieront.

Il faudra, en tous cas, ne pas oublier qu'il y a toujours des contre-indications absolues au traitement hydro-minéral dans les circonstances suivantes : lorsque le malade est trop âgé, trop affaibli ou trop épuisé; lorsqu'il existe des lésions viscérales, en particulier des lésions rénales avancées ou des lésions cardiaques, surtout celles du myocarde, lorsque les artères sont sclérosées ou enfin lorsque le malade est atteint d'une affection organique concomitante. Ce n'est donc pas seulement du côté des articulations qu'il faut chercher les indications de la cure thermale, mais encore et surtout du côté de l'état général. On ne saurait à cet égard, avant de formuler un traitement, être trop minutieux dans l'examen de son malade

---

## CHAPITRE V

**Résumé des indications thérapeutiques suivant les diverses variétés de rhumatisme chronique.**

Après avoir passé en revue les moyens thérapeutiques, les médications locales et balnéaires employés dans le traitement des rhumatismes chroniques, il est indispensable de chercher à savoir lesquels sont plus spécialement applicables à telle ou telle de leurs formes cliniques. Comme nous l'avons dit, nous pensons que dans ce grand groupe, si complexe encore des rhumatismes chroniques, on comprend beaucoup d'affections différentes les unes des autres. Nous ne faisons là qu'un essai thérapeutique provisoire, en attendant que nous soyons mieux renseignés sur la nosologie et la pathogénie des ces affections disparates.

Nous devrions tout d'abord parler des **Suites du rhumatisme articulaire aigu**, mais à cet égard nous n'avons qu'à renvoyer à ce que nous en avons dit plus haut (voir page 73).

Puis vient **le rhumatisme chronique qui se rattache à l'arthritisme**, rhumatisme à forme le plus souvent héréditaire, et dont les liens avec les manifestations de l'arthritisme (lithiase, gravelle, goutte, etc.) sont évidentes; il est représenté soit par des arthrites localisées à quelques grandes articulations, soit par les nodosités d'Heberden, soit par les arthrites déformantes des gros orteils, soit encore, dans les formes graves et surtout chez les vieillards, par des déformations plus prononcées (rhumatisme déformant sénile).

Dans cette forme de rhumatisme chronique, c'est plus encore peut-être à l'état général qu'à l'état local qu'il faut s'adresser, d'autant que les manifestations viscérales de l'arthritisme, troubles dyspeptiques, bronchite, emphysème, asthme, névralgies diverses, etc., s'observent fréquemment.

L'hygiène, une alimentation tonique reconstituante, une demeure saine, bien aérée, exposée au soleil, les frictions sèches, les bains chauds ou arsenicaux, les massages, l'électricité, la médication alcaline et la médication iodurée longtemps prolongée, les préparations salicylées, l'antipyrine au moment des crises douloureuses, constitueront la base du traitement.

Suivant que tel ou tel symptôme sera prédominant, on enverra le malade soit à Aix (névralgies, sciatique), soit à Royat (troubles dyspeptiques), soit à Luchon (laryngite, pharyngite, bronchite, etc.), soit à toute autre des stations dont nous avons parlé.

Dans la forme de *rhumatisme d'Heberden*, le traitement balnéaire est de minime importance; toutefois les irrigations locales continues et prolongées des eaux de Plombières, de Luxeuil, etc., influencent quelquefois favorablement l'état des articulations. C'est surtout à l'état général que la médication doit s'adresser.

S'il s'agit de la forme de rhumatisme que nous avons appelée *rhumatisme déformant sénile*, le traitement visera surtout la nutrition générale et, suivant les cas, ce sera tantôt la médication iodurée, tantôt la médication arsenicale, tantôt la médication tonique, l'huile de foie de morue, le quinquina ou même les préparations ferrugineuses, dans les cas accompagnés d'anémie générale, qu'il faudra instituer en même temps qu'une alimentation tonique dont on n'exclura ni les viandes, ni même de petites doses d'alcool ou de vins généreux (Porto, Bourgogne). Le traitement local joue le rôle le plus important : les massages, les bains chauds et surtout le traitement hydro-minéral à Aix-les-Bains, Aix-la-Chapelle, Bourbon-Lancy, etc., etc., en formeront les points principaux.

Dans la **polyarthrite déformante progressive** qui, de toutes les variétés de rhumatisme chronique, est peut-être la plus rebelle, on prescrira une hygiène appropriée : le malade évitera les logements humides, logera autant que possible dans un appartement exposé au midi ; les bains chauds, les frictions, les massages, l'électricité, etc., formeront la base du traitement local.

L'alimentation sera surtout une alimentation tonique, réparatrice ; c'est surtout dans ces formes-là qu'on a prescrit avec succès l'huile de foie de morue, les toniques, etc., etc. On se basera, du reste, pour cela sur l'état général du malade, sur la période de la maladie à laquelle il est arrivé, sur l'existence ou l'absence de lésions viscérales concomitantes.

La médication générale n'est pas à négliger : la teinture d'iode, l'iodure de fer, sont les préparations de choix et l'on réservera le salol pour les cas où les poussées douloureuses se répètent et sont tenaces.

Aix-les-Bains, mais surtout les boues végéto-minérales chaudes (Dax, Saint-Amand, etc.) donnent des résultats parfois excellents; Bourbonne-les-Bains, Bourbon-l'Archambault, peuvent être aussi recommandés avec avantage.

Les indications thérapeutiques du **rhumatisme fibreux** sont à peu de chose près les mêmes que celles que nous venons d'indiquer.

Quant au traitement de l'**arthrite déformante mono-articulaire**, il est bien limité : les révulsifs, les pointes de feu donnent peu de résultats dans cette infirmité, que les chirurgiens ont parfois, par un traitement opératoire, non pas guérie, mais améliorée du moins pour un certain temps.

---

# TROISIÈME PARTIE

## THÉRAPEUTIQUE DE LA GOUTTE

---

## CHAPITRE PREMIER

### Délimitation et définition de l'état goutteux.

Avant d'aborder le traitement proprement dit de la goutte, il serait indispensable de fixer les limites de cette maladie, de dire par quoi elle est constituée, d'expliquer quelle en est la pathogénie ; car, sans ces connaissances, on ne peut faire qu'un traitement empirique.

Malheureusement, l'embarras est grand quand il s'agit de préciser les limites de l'état goutteux et les auteurs les plus compétents en la matière sont loin d'être d'accord ; nous ne sommes guère plus avancés qu'il y a deux siècles, à l'époque où Sydenham écrivait sa merveilleuse description de la goutte.

Nos connaissances se sont pourtant étendues, du moins pour ce qui concerne l'anatomie pathologique; nous avons appris, depuis les travaux de Wollaston et de Tennant, que les concrétions goutteuses étaient des dépôts d'urate de soude; nous savons aussi, depuis Garrod, que le sang du goutteux contient toujours une proportion anormale d'acide urique et que cette substance, se déposant dans divers organes et dans les articulations, devient la cause prochaine des attaques de goutte. Mais ces constatations sont-elles suffisantes pour que l'on puisse donner à la goutte des caractères bien définis, une physionomie tellement à part que l'erreur et la confusion, faites si souvent par les auteurs anciens, ne soient plus que difficilement possibles ?

A cette question plusieurs auteurs n'hésitent pas à répondre par l'affirmative. M. Dyce Duckworth, M. Lecorché, pour ne parler que des auteurs les plus récents, admettent que la présence de l'acide urique en excès est un criterium presque absolu. « Pas d'acide urique, pas de goutte, » disent-ils ; mais, néanmoins, ils ajoutent que beaucoup de manifestations goutteuses s'observent sans qu'existe ce dépôt spécifique. Si le signe de Garrod manque, dit M. Lecorché, « allons-nous nous refuser à reconnaître la vraie nature d'une manifestation que d'autres manifestations nous autorisent à affirmer goutteuse » ?

D'autre part, la présence d'acide urique en excès dans le sang n'est pas exclusive à la goutte, puisqu'on en a trouvé aussi la proportion considérablement augmentée dans d'autres maladies, dans le mal de Bright, dans la leucémie. Toute la pathogénie de la goutte et des accidents qui la caractérisent ne semble donc pas se réduire à l'uricémie ; M. Bouchard le dit en termes bien clairs : « Faire dépendre de l'accumulation de l'acide urique non plus seulement l'accès de goutte, mais les troubles morbides variés de la période intercalaire, les mouvements fluxionnaires divers qui précèdent, qui accompagnent ou remplacent l'accès, les lésions viscérales multiples tantôt aiguës, tantôt chroniques, je dis que c'est une témérité pathologique. »

Personne cependant ne refuse un rôle important à la présence en excès de l'acide urique dans l'organisme ; il existe bien certainement entre les arthrites goutteuses et le dépôt d'urates dans les articulations un rapport causal, sans qu'on puisse dire cependant lequel de ces deux faits précède l'autre ; d'autre part, on trouve, soit dans le parenchyme de certains viscères, soit dans les cartilages articulaires des cristaux d'urate de soude qui peuvent, par leur présence, occasionner des altérations plus ou moins profondes des tissus (1). Ce sont là des faits qu'on ne peut repousser ; mais il n'est pas prouvé pour cela que l'uricémie soit la cause unique de la goutte.

L'uricémie ne semble être plutôt que la résultante d'une manière d'être pathologique de l'organisme, un symptôme révélateur de ce trouble général de la nutrition sans en être la cause réelle. Les modifications chimiques, qui se passent dans l'intimité des tissus, sont si peu connues qu'il est possible qu'à côté de l'acide urique il existe bien d'autres substances qui peuvent aussi, pour leur part, jouer un rôle important dans la production de l'attaque de goutte.

On peut aussi supposer que ce n'est peut-être pas exclusivement parce qu'il est trop abondant dans l'organisme que l'acide urique se dépose dans les tissus, mais que cela tient également à des modifica-

(1) D'autre part, Ebstein admet que l'acide urique peut agir comme un poison chimique, nécrotisant, sur les tissus et déterminer des lésions prononcées sans qu'il y ait dépôt d'urates cristallisés.

tions physiques ou chimiques qu'il a subies. Les recherches de Pfeiffer, de Schetelig, dont nous parlerons plus loin, sont à cet égard suffisamment probantes.

D'autre part, la présence dans l'organisme de certaines substances peut diminuer la solubilité de l'acide urique et en faciliter la précipitation. On sait, par exemple, que, dans la goutte, il y a formation exagérée ou destruction trop lente des acides organiques (Bouchard), qu'en un mot la goutte est un état dyscrasique à prédominance acide. Ce fait à lui seul peut faire comprendre que l'acide urique se précipitera plus facilement dans l'organisme goutteux que dans un organisme normal : car, l'acide urique se fixera sur les tissus à l'état d'urate acide de soude, sel beaucoup moins soluble que l'urate neutre. De même, il sera, par cela seul, moins facilement éliminé par les reins et s'accumulera davantage dans les tissus.

Des modifications de ce genre pourront, on le comprend, transformer la chimie biologique de l'acide urique, et produire son accumulation, sans que sa quantité en soit très notablement exagérée. La question est donc plus complexe qu'elle ne le paraît au premier abord.

Si nous avons de la tendance à tout attribuer à l'acide urique, c'est que sa constatation en est plus facile, c'est que les tophus en sont presque exclusivement formés. Et cependant combien rarement sa présence est constatée au niveau des lésions viscérales qui sont cependant fréquentes chez le goutteux chronique! Il y a bien quelques cas où des dépôts d'urates ont été constatés au niveau des valvules cardiaques (Lancereaux) ou au niveau de la muqueuse trachéale (Bence Jones), mais combien ces cas sont exceptionnels en comparaison de la fréquence des lésions du cœur ou des altérations du poumon dans la goutte chronique!

On peut donc croire que la théorie de Garrod, qui regardait la goutte comme liée à une rétention d'acide urique dans l'organisme, si simple et si séduisante qu'elle paraisse, n'est pas l'expression absolue de la vérité : la goutte n'est pas exclusivement l'uricémie et les accès de goutte ne sont pas dus exclusivement à une surcharge passagère du sang en acide urique qui se serait peu à peu accumulé dans l'organisme, jusqu'au moment où la proportion en est trop considérable. Il y a contre cette hypothèse de nombreux arguments chimiques, que nous n'avons pas à reproduire ici.

De même, on peut dire que les lésions viscérales de la goutte ne sont que bien partiellement tributaires de dépôts d'urate de soude ou de la présence de ce sel en excès dans le sang; d'autres substances, d'autres poisons circulant dans l'économie, comme résidus de l'usure des tissus, poisons que nous ne faisons qu'entrevoir aujourd'hui, peuvent agir à leur tour pour déterminer des lésions viscérales multiples. En un mot, si l'uricémie, les arthrites uratiques, les tophus sont des symptômes importants de la goutte, s'ils jouent même un rôle considérable dans la symptomatologie de cette maladie, il ne s'ensuit pas que nous devions considérer ces deux termes, uricémie et goutte, comme absolument synonymes.

D'autre part, ce qui rend difficile, pour ne pas dire impossible, une définition rigoureuse de la goutte, c'est sa parenté indiscutablement établie par la clinique avec tout un groupe d'états morbides, que

Beneke, Bouchard ont réunies sous le nom de « maladies par ralentissement de la nutrition » et qui s'appellent l'obésité, l'asthme, la gravelle urinaire, la lithiase biliaire, le diabète, etc. Tantôt on les observe comme antécédents pathologiques chez le goutteux, tantôt comme antécédents héréditaires. Or, toutes ces maladies, que l'on désigne du nom d'arthristisme ou de neuro-arthristisme, ont une partie de leur symptomatologie commune avec la goutte. L'arthritique est un nerveux, un impressionnable qui, durant de longues années au cours de sa jeunesse, présente des symptômes morbides qui lui sont communs avec le goutteux : rhume, coryza à répétitions, asthme, dyspepsie, angines tonsillaires, urticaire, eczéma, etc. : tous accidents qui sont aussi bien prémonitoires de la goutte que de l'une des maladies que nous venons de nommer. Parfois même l'arthritique ne deviendra ni goutteux, ni calculeux, ni hépatique et restera un simple névropathe. Ou bien encore on observera chez lui cette variété de rhumatisme chronique qui se limite aux petites phalanges, qui a peu de tendance à se généraliser et dont les nodosités d'Heberden représentent un type particulier.

Cette communauté de troubles morbides divers aux uns et aux autres rend précisément la délimitation de la goutte bien difficile et, suivant les idées chères à chaque auteur, les limites de cette maladie seront plus ou moins vastes : car, on ne possède pas, en dehors de l'uricémie, un criterium quelconque et nous avons vu que celui-ci était souvent insuffisant. C'est ainsi que plusieurs auteurs, en particulier les auteurs anglais, englobent assez volontiers le rhumatisme d'Heberden dans la goutte; Dyce Duckworth, par exemple, donne dans son livre sur la *Goutte* des dessins des nodosités goutteuses d'Heberden; Pfeiffer les considère comme une manifestation aussi exclusive et aussi typique de la goutte que la localisation au gros orteil.

Ces diverses maladies ont donc une parenté indiscutable et la goutte ne semble être qu'une variété de ce grand groupe morbide ; qu'on l'appelle arthritisme, maladies par ralentissement de la nutrition, peu importe si l'on s'entend sur la valeur et la signification de ces mots; mais il ne faudra pas oublier la filiation de ces maladies entre elles et, quand il s'agira de la goutte, on ne devra pas admettre que tout symptôme présenté par un individu qui en est atteint relève exclusivement de cette maladie. On peut être goutteux et neurasthénique sans que l'un de ces états soit la conséquence de l'autre, ils dépendent tous deux d'une même cause plus générale, mais cette cause nous l'ignorons.

Malgré la difficulté que nous éprouvons à définir la goutte, il faut bien cependant en fixer les limites, quand on veut faire de la thérapeutique. Nous dirons donc que la goutte est caractérisée :

1° Par des antécédents héréditaires ou personnels soit de goutte, soit d'une manifestation générale de « l'arthritisme ».

2° Par des attaques articulaires de localisation et de symptomatologie toute spéciales;

3° Par l'existence de dépôts tophacés aux oreilles ou dans toute autre région du corps ;

4° Par un état uricémique du sang et la présence d'acide urique en excès dans les urines;

5° Par une évolution qui lui est particulière : au

début la goutte se caractérise par des attaques localisées à un petit nombre de jointures, attaques espacées les unes des autres; plus tard elles se généralisent, reviennent plus fréquemment; mais en même temps sont moins violentes.

C'est alors que le goutteux, très vigoureux et bien portant entre les accès, s'anémie et se cachectise, en même temps que surviennent des lésions viscérales. Suivant que les lésions articulaires, déformations, ankyloses ou les altérations viscérales prédomineront, on aura deux types principaux : la goutte articulaire chronique, la goutte viscérale.

Quant à la pathogénie réelle de la goutte, nous l'ignorons encore entièrement; s'agit-il d'une maladie par ralentissement des échanges nutritifs, comme le veulent MM. Beneke et Bouchard, ou n'est-elle que le résultat d'une suractivité de la nutrition cellulaire, comme le veut M. Lecorché? on ne peut encore répondre à ces questions.

Ainsi que nous le verrons plus loin, l'analyse des urines ne nous renseigne qu'incomplètement sur la manière dont se font les échanges nutritifs; on ignore même encore aujourd'hui l'origine réelle de l'acide urique, puisque les uns y veulent voir un produit azoté d'oxydation moins complète que l'urée, les autres un produit de désassimilation des matières nucléiniques, et en particulier des globules blancs (Horbaczewski).

Le traitement de la goutte reste donc forcément parfaitement empirique puisque la physiologie et la chimie ne nous ont pas encore complètement renseignés; d'autre part, les applications chimiques qu'on a voulu faire à la goutte d'un certain nombre de médicaments, en se basant sur leurs propriétés chimiques, sont restées sans grands résultats.

Malgré notre ignorance, on peut dire cependant que les grandes indications thérapeutiques sont : 1° régulariser les échanges nutritifs par le régime, l'hygiène; 2° favoriser l'élimination de l'acide urique qui se dépose dans les tissus et qui peut être l'occasion d'accidents divers; 3° combattre les symptômes douloureux qui constituent l'attaque de goutte; 4° parer aux accidents liés aux lésions viscérales, quand celles-ci se sont développées et ne peuvent plus rétrocéder.

En un mot, il faut se rappeler que ce qu'il faut traiter, c'est moins l'attaque de goutte que la maladie elle-même. « *Totum corpus est podagra*, disaient les anciens auteurs.

Avant d'aborder l'étude thérapeutique de ces différentes indications, il importe, pour être bien renseigné, de dire quelles sont les modifications des urines, les altérations du sang chez le goutteux; elles fournissent parfois des renseignements précieux.

---

## CHAPITRE II

### Des urines et du sang dans la goutte.

Si nous croyons qu'il ne faut pas, dans la pathogénie de la goutte, attribuer un rôle exclusif à l'uricémie, il n'en est pas moins vrai que la présence d'acide urique en excès dans les urines et l'état uricémique du sang constituent des symptômes de valeur dont on doit tenir compte, car ils nous indiquent de quelle manière se fait la nutrition intime des tissus. Il nous faut donc en premier lieu étudier ces deux symptômes qui, au point de vue thérapeutique, peuvent être d'une utilité réelle.

*Modifications dans la composition des urines; importance de leur analyse.* — Les urines du goutteux présentent une composition variable, suivant qu'on les étudie au moment des accès ou avant les accès ou encore en dehors des attaques de goutte. Les caractères même qu'elles présentent dans les périodes prémonitoires seraient si caractéristiques que M. Lecorché dit avoir pu, par la seule analyse, annoncer, trois ou quatre ans à l'avance, une attaque de goutte ou de *colique néphrétique.*

Dans cette période prémonitoire, les urines du goutteux sont généralement assez abondantes, atteignent 2 litres dans les 24 heures; leur densité est élevée, de 1,025 à 1,030; leur couleur assez foncée, leur acidité prononcée et persistante.

Quant à leur teneur en acide urique et en urée, elle serait considérablement accrue, disent MM. Bouchard et Lecorché : tandis que la quantité d'acide urique, à l'état normal, oscille aux environs de 50 à 70 centigrammes, c'est-à-dire représente le 1/40e de l'urée, chez le goutteux cette proportion peut atteindre 1 gramme, 1 gr. 50 ou même 2 grammes, l'urée subissant une hausse analogue et atteignant 35 à 45 grammes par jour.

De même l'acide phosphorique est augmenté de quantité.

S'il survient une poussée articulaire, une attaque, dans les jours qui précèdent, la quantité d'urine, d'urée, d'acide urique diminue pour tomber au-dessous de la normale; mais, au cours de l'accès, cette excrétion redevient plus abondante, pour dépasser également la normale (Lecorché) (1).

Cette opinion n'était point celle de Garrod ; de même Pfeiffer n'admet pas une augmentation de l'urée et de l'acide urique chez le goutteux : il trouve,

(1) Dans un cas récent, nous avons fait des constatations analogues. Il s'agissait d'un homme de 60 ans environ, très vigoureux, et qui était atteint de sa sixième attaque de goutte, toujours localisée au gros orteil de l'un ou de l'autre côté.

Voici l'analyse des urines au cours de l'attaque de goutte :

| QUANTITÉ | ACIDE URIQUE | URÉE |
|---|---|---|
| 2000 | 0.36 | 24 |
| 1800 | 0.38 | 26 |
| 1800 | 0.35 | 24 |
| 2000 | 0.46 | 28 |
| 2250 | 0 57 | 28 |
| 3250 | 1.35 | 36 |

Les proportions d'urée et d'acide urique, diminuées pendant les premiers jours, sont, au moment de la crise, non seulement redevenues normales, mais ont dépassé la proportion physiologique.

au contraire, que ces deux substances sont en proportion moindre, sauf au moment des crises.

En même temps qu'un excès d'acide urique et d'urée, on trouve souvent encore de l'acide oxalique sous forme d'oxalates dans les urines, fréquemment enfin une albuminurie transitoire ou encore une glycosurie qu'un régime approprié fait le plus souvent très rapidement disparaître.

En un mot, les principes de l'urine, habituellement augmentés de quantité durant les périodes intercalaires, sont, au moment des crises, en proportion moindre; peut-être alors que, pour une cause ou pour une autre, leur élimination est entravée. Il en est de même lorsque le goutteux arrive à cette période de déchéance organique où les poussées fluxionnaires ne se manifestent plus, où la nutrition s'alanguit; alors urée, acide urique, acide phosphorique sont notablement diminués de quantité. Il en est de même également en cas de lésions rénales, si fréquentes à une période avancée de la goutte.

Telles sont les modifications habituelles des urines chez le goutteux; on en comprend l'importance au point de vue clinique, et les renseignements établis par l'analyse chimique pourront fournir d'utiles renseignements thérapeutiques.

Si la proportion d'acide urique est augmentée chez le goutteux, il n'y a peut-être pas que cela; l'acide urique, en effet, peut aussi se trouver sous une autre forme qui en facilite sa précipitation. Telle est du moins la conclusion que Pfeiffer a tirée de ses expériences, et son procédé est connu sous le nom de filtre de Pfeiffer ou de Schetelig : Pfeiffer filtre une certaine quantité d'urine, 100 cc. à travers un filtre sur lequel il a déposé 50 centigrammes d'acide urique cristallisé. L'urine normale, en passant sur le filtre, entraîne avec elle, en la dissolvant, une certaine proportion d'acide urique du filtre; l'urine goutteuse, au contraire, abandonne au filtre une bonne partie de l'acide urique qu'elle contient. Ce serait la preuve que, dans cette dernière, l'acide urique était faiblement combiné. D'après Schetelig l'acide urique se trouverait surtout à l'état libre dans les urines du goutteux. Ces expériences, contrôlées par Posnar, ont une importance réelle, car elles nous montrent que la proportion d'acide urique n'est pas tout, qu'il faut tenir compte des modifications physiques que cette substance a pu subir et qui la rendent ainsi moins soluble, ou tout au moins plus instable.

De nombreuses expériences de Mendelsohn prouvent, de leur côté, que jusqu'à présent on est loin d'avoir résolu ce problème : c'est ainsi, par exemple, qu'après avoir dissous artificiellement de l'acide urique au moyen d'une substance telle que la pipérazine ou la lysidine, par exemple, si on ajoute à cette solution une certaine quantité d'urine, l'acide urique précipite ; il y aurait donc, dans l'urine, des substances qui s'opposeraient à la solubilité de l'acide urique. L'urologie de la goutte ne se borne pas exclusivement à une quantité exagérée d'acide urique; il y a encore des conditions de solubilité dont il faut tenir compte et qui tiennent, soit à des modifications physiques de cette substance, soit à la présence d'autres principes, toutes conditions que nous ignorons encore complètement.

Quoi qu'il en soit, l'urine d'un goutteux doit être de temps à autre analysée pour pouvoir se rendre compte de la manière dont s'accomplit la nutrition générale; il ne faut pas se contenter d'une analyse sommaire, superficielle, et la présence d'un dépôt dans les urines n'indique pas toujours un excès d'acide urique. Celui-ci, en effet, qui se présente dans les urines sous forme d'urates acides ou neutres et surtout sous forme d'urate acide de soude, peut se précipiter sous l'apparence d'un dépôt abondant, alors qu'il n'existe pas en excès. Il suffit, en effet, que l'acidité de l'urine soit exagérée, par exemple que la proportion du phosphate acide de soude soit augmentée — ce qui est fréquent chez le goutteux — pour que le précipité d'urate acide de soude paraisse abondant, ce sel étant moins soluble dans les solutions acides que dans les solutions neutres.

De même une simple concentration de l'urine, à la suite d'un accès de fièvre ou d'une sudation abondante, facilite la précipitation de l'acide urique et de ses sels; or, ce sont là des phénomènes fréquents au cours de l'accès de goutte.

C'est dire que toute analyse d'urine goutteuse devra être faite avec soin et portera surtout sur les éléments suivants : urée, acide urique, phosphates, pour ne parler que des éléments normaux. On aura de la sorte un critérium de valeur pour juger l'évolution de la maladie et la manière dont se font les échanges nutritifs en même temps que la valeur de la thérapeutique instituée.

*Présence de l'acide urique dans le sang.* — En 1848, Garrod démontra à l'aide d'un procédé spécial la présence de l'acide urique dans le sang. On recueille dans une capsule de verre large et aplatie 8 grammes de sérum sanguin obtenu au moyen d'une ventouse; on les additionne de 20 gouttes environ d'acide acétique à 28 0/0; on y plonge quelques brins de fil et on laisse se faire l'évaporation durant 24 à 48 heures à une température de 18° à 20°. On examine ensuite au microscope les fils qui se montrent garnis de cristaux rhomboédriques typiques d'acide urique.

De nombreuses expériences ont prouvé à Garrod et à d'autres que ce procédé était suffisant pour révéler la présence de 3 milligrammes d'acide urique pour 100 grammes de sérum; or, chez le goutteux, cette proportion, d'après Lecorché, serait toujours plus élevée. On sait le rôle important que Garrod attribuait à la présence d'un excès d'acide urique dans le sang du goutteux.

Rarement pratiqué aujourd'hui cet examen peut être cependant, dans quelques cas douteux, d'une utilité réelle.

---

## CHAPITRE III

### De l'hygiène du goutteux.

L'idéal de la thérapeutique serait bien plutôt de prévenir que de traiter les maladies; en un mot, la prophylaxie devrait toujours passer avant la thérapeutique proprement dite. Ce desideratum est surtout vrai pour la goutte, et peut-être est-il pour cette maladie plus facilement réalisable que pour bien d'autres états morbides qui frappent l'individu en pleine santé sans aucun symptôme prémonitoire.

C'est vers la période la plus active de la vie que la goutte apparaît généralement pour la première fois, entre vingt-cinq et quarante ans et, si l'enfance n'en est pas exempte, puisque Trousseau en a signalé des cas chez des sujets âgés de dix ans, le fait est tout au moins exceptionnel; mais, si elle est rare avant la période de la puberté, le plus souvent elle s'est déjà fait annoncer par tout un ensemble de troubles divers.

L'hérédité des parents, surtout celle du père, que caractérisent soit des accès de goutte, soit des manifestations d'un autre ordre, asthme, gravelle, diabète, lithiase biliaire, etc., pèse déjà d'un certain poids dans la balance et doit faire craindre la goutte dans l'avenir du jeune enfant. Plus tard, les prédispositions aux coryzas, aux rhumes, aux migraines, à l'eczéma, plus tard encore les troubles dyspeptiques, les hémorrhoïdes, parfois aussi une tendance à l'obésité sont de nouvelles raisons qui peuvent faire supposer le développement ultérieur de la goutte.

Cependant la santé générale est excellente, le teint est plutôt trop coloré, facilement congestif, le pannicule graisseux est abondant ; tout l'ensemble de la physionomie constitue ce qu'on appelle généralement « une excellente santé », et on l'admet d'autant plus volontiers que l'appétit est toujours bon, souvent même exagéré, avant du moins que ne soient survenus ces troubles dyspeptiques qui précèdent si fréquemment de quelques mois l'attaque articulaire.

C'est durant toute cette période prémonitoire qu'il serait utile, par une hygiène, par une vie bien réglée, de prévenir les accidents futurs ; mais, il faut bien le reconnaître, on prêchera souvent en vain ; ce n'est point chose facile que de persuader à celui que la nature semble avoir comblé de ses bienfaits : bon estomac, bon caractère, et le reste, qu'il doit s'occuper de sa santé.

Tout au plus obtiendra-t-on que le goutteux se soumette à une hygiène appropriée, une fois que la crise articulaire aura, pour la première fois, apparu ; mais, dès que la douleur sera calmée, en même temps s'envoleront les bonnes dispositions.

Tous les médecins cependant ont reconnu la nécessité d'un régime approprié et Galien affirmait déjà qu'il est impossible de guérir les individus qui s'adonnent à la bonne chère ou à la boisson, parce que leur intempérance accroît sans cesse leur maladie. Cela est vrai, sans doute, quoique le nombre des goutteux ne faisant jamais d'excès ou n'en ayant jamais fait, soit plus grand qu'on ne le croit généralement.

La nécessité d'une hygiène appropriée étant reconnue, comment faut-il l'instituer? Elle portera sur le régime alimentaire, sur le genre de vie, sur les exercices physiques, etc.

**Régime alimentaire dans la goutte.** — Il est bien difficile de préciser d'une façon exacte quel doit être le régime du goutteux, quels sont les aliments qui lui sont permis, quels sont ceux qui lui sont défendus ; on ne peut poser que des règles générales. Cela tient, en effet, à ce que tous les goutteux ne sont pas semblables entre eux, et depuis bien longtemps l'expérience a démontré que ce qui réussit chez l'un provoque facilement une attaque de goutte chez l'autre. Marchal (de Calvi) rapporte ainsi le cas d'un homme, fils de goutteux, qui avait la gravelle et chez lequel il suffisait d'un petit verre de rhum pour provoquer une attaque douloureuse dans le gros orteil droit, alors qu'aucune autre liqueur ne produisait le même effet.

Chez un autre malade ce sera le vin de Champagne, chez un troisième ce vin ne produira aucun effet nuisible, mais la moindre quantité de bourgogne provoquera l'apparition d'une crise douloureuse. Il faut donc s'abstenir de formuler à un goutteux un régime absolu ; les données générales suffiront et c'est l'expérience du malade, guidé par le médecin, qui fera le reste.

De même, suivant l'état général du goutteux, suivant qu'il s'agit d'une goutte récente, aiguë, congestive ou bien d'un malade atteint depuis longtemps, dont les poussées articulaires sont peu douloureuses, mais dont la résolution est lente, lorsque l'état général tend plutôt vers l'affaiblissement et l'anémie, le régime sera bien différent dans l'un et l'autre cas. A celui-ci conviendra une alimentation tonique, reconstituante, à celui-là un régime plus sévère.

D'autre part, suivant l'âge auquel éclate la goutte, et souvent c'est vers le milieu de l'existence, on comprend qu'on ne pourra pas sans danger changer du tout au tout le régime et la manière de vivre d'un homme de quarante ans (Lecorché).

On raconte bien que Cornaro fut guéri de sa goutte et vécut cent ans après avoir, à l'âge de quarante ans, changé entièrement son régime; mais, si un traitement aussi sévère peut parfois réussir, le plus souvent il provoque le retour des paroxysmes et devient ainsi un danger.

En un mot, il faut repousser tout traitement systématique, et l'expérience a fait justice de toute méthode qui recommandait un traitement exclusif, le régime lacté par exemple, ou bien encore le régime végétarien, en dehors de toute autre alimentation. « En médecine, comme en politique, les doctrinaires sont des individus dangereux » (Dyce Duckworth).

Ceci dit, on peut indiquer d'une façon sommaire les grandes lignes du régime alimentaire du goutteux. Elles ont été formulées déjà par Sydenham lorsqu'il disait : « D'abord, il est nécessaire d'observer une certaine modération dans le boire et le manger, en sorte que, d'un côté, on ne prenne pas plus de nourriture que l'estomac n'en peut digérer, et que, d'un autre côté, on ne s'affaiblisse pas davantage par trop d'abstinence : deux extrémités qui sont également nuisibles, comme je l'ai plus d'une fois éprouvé, tant dans moi-même que dans les autres. » Et plus loin, il ajoute : « Je crois aussi qu'on doit se contenter à chaque repas d'une seule sorte de mets, parce que, si l'on en mange de plusieurs sortes à la fois, elles chargeront davantage l'estomac que ne ferait une seule dont on mangerait la même quantité que de toutes les autres ensemble. »

C'est dire que, d'une façon générale, le goutteux évitera les excès de table et que rien ne sera plus pernicieux pour lui que les dîners en ville, où non seulement l'alimentation est trop abondante, mais est surtout composée d'un grand nombre de mets divers apprêtés, épicés, en même temps que des vins de toute espèce arrosent largement le repas. Dyce Duckworth conseille de ne pas autoriser un goutteux à dîner en ville plus d'une fois par semaine. Nous serions plus sévère encore que lui sous ce rapport; quand on dîne chez soi, il est plus facile d'être sobre ; la gourmandise, plus encore que l'abondance des mets, conduit à la goutte, a-t-on dit quelque part. Les repas seront pris à des heures régulières ; on ne mangera ni ne boira dans leurs intervalles; la mastication sera faite avec soin, de façon à éviter les troubles digestifs si nombreux qui résultent d'un repas pris trop rapidement et d'une déglutition trop hâtive.

L'alimentation se composera de potages, de viandes, d'œufs, de légumes, de laitages et de fruits.

Les *viandes* faciles à digérer, grillées ou rôties, autant que possible bien cuites seront permises : le mouton, le bœuf; mais on fera la part aussi large que possible aux viandes blanches, au veau, au poulet, au ris de veau, aux cervelles, etc.

Les viandes fumées ou conservées, le jambon, le porc, les salaisons, les mets trop épicés, à sauce relevée, seront interdits; il en sera de même des viandes faisandées et en particulier du gibier (à plumes et à poil), quoique la restriction doive être moins absolue pour le gibier à plume, quand il est frais.

Les *poissons* tels que la morue, la sole, le merlan, seront autorisés, tandis qu'on interdira le saumon, le caviar, les mollusques et les crustacés, tels que les écrevisses, le homard, la langouste.

Les *œufs* seront pris avec modération, et autant que possible sous forme d'œufs mollets.

Quant aux *légumes*, ils seront pris en abondance : les salsifis, les artichauts, le céleri, les oignons, les betteraves, les salades cuites seront prises impunément ; les pommes de terre sont aussi indiquées mais elles seront apprêtées de préférence à l'eau sous forme de pommes de terre en robe de chambre, d'une digestion plus facile que frites ou en purée. Les pois frais, les haricots verts, ou bien les légumes secs, le riz par exemple, ou les féculents, nouilles, macaronis, seront pris sans inconvénients ; mais, pour ces derniers, de même que pour le sagou, le tapioca, il ne faut pas oublier que le goutteux est souvent un homme obèse et qu'il faut, en pareil cas, rationner la quantité des aliments féculents ; à plus forte raison encore, si le goutteux présente passagèrement de la glycosurie. Il en est de même pour le pain, qu'on permettra en plus ou moins grande quantité au goutteux suivant les circonstances ; en cas de troubles dyspeptiques, par exemple, on remplacera le pain ordinaire par du pain grillé ou par des biscottes, dont il existe de nombreux spécimens.

Parmi les légumes, un certain nombre, en raison

des sels qu'ils contiennent, la tomate, l'oseille, l'asperge et les épinards sont formellement interdits; de temps à autre cependant on peut autoriser quelques asperges.

Les champignons et les truffes sont également interdits. Il en sera de même de tous les aliments acides, l'expérience nous ayant appris que tout ce qui est acide est nuisible au goutteux ; c'est ainsi que les pickles, les condiments, les salades trop épicées sont suivies quelquefois d'effets nuisibles.

Le *lait*, les crèmes sont permises ; de même les fromages non fermentés (brie, camembert, etc.), tandis que les autres ne seront pas autorisés.

Les *confitures*, les *pâtisseries*, en raison du sucre qu'elles contiennent et des troubles digestifs qu'elles peuvent provoquer, sont proscrites par Dyce Duckworth ; elles ne nous semblent pas cependant, prises avec beaucoup de modération, avoir une influence bien fâcheuse ; nous autorisons en tous cas les biscuits et les gâteaux secs.

Pour ce qui concerne les *fruits*, Garrod dit que tous les fruits à noyaux, et que, parmi les autres, les pommes, les poires, doivent être interdits, tandis qu'on autorisera les groseilles, le raisin, les oranges. Prises en quantité modérée, les pêches, les prunes, les framboises, les fraises, quand elles sont bien mûres, nous paraissent pouvoir être permises.

Plus encore que le régime alimentaire proprement dit, la question des *boissons* joue un rôle important; mais à cet égard que de contradictions parmi les auteurs !

Tous sont d'accord cependant sur ce point qu'il faut sinon interdire, du moins restreindre, chez le goutteux, l'usage des boissons alcooliques. Mais il faut établir une grande différence entre les liqueurs et les vins.

Les premières, en effet, malgré leur beaucoup plus grande puissance toxique et leurs pernicieux effets sur l'organisme, semblent avoir, au point de vue de la goutte, une influence moins défavorable que les boissons fermentées, vin, cidre, bière, etc. En tout cas l'abus de l'alcool, sous forme de liqueurs qui en contiennent de 40 à 70 0/0, abus qui est très commun dans certains pays comme la Russie, la Pologne etc., ne semble pas être une cause de goutte, puisque cette maladie est très rare dans ces régions. Ainsi que le fait remarquer M. Lecorché, cette constatation suffit pour faire repousser l'opinion de Scudamore et de Braun qui considèrent l'usage des liqueurs comme une cause puissante de goutte, et qui pensent que les vins agissent au point de vue étiologique en raison directe de leur teneur en alcool.

Il ne faudrait pas en conclure cependant que l'usage régulier, quotidien de boissons alcooliques soit à recommander au goutteux; on les autorisera seulement à très petites doses, coupées avec de l'eau pour remplacer l'usage du vin, en particulier dans certaines formes de goutte chronique où il s'agit de prescrire une alimentation tonique et réparatrice.

Au sujet du *vin*, l'opinion est assez unanime : il faut en faire un usage très modéré, mais il y a encore des distinctions à établir entre les différentes espèces de vins : le vin de Porto sera absolument défendu, dit Garrod, de même que les vins du Rhin, de la Moselle ou de Bordeaux; ces derniers sont toutefois mieux tolérés par les malades que le Xérès ou le Madère.

D'une façon générale, il faudra interdire tous les vins trop généreux, et parmi ceux-ci tous ceux que nous venons de citer; ceux dont on arrête la fermentation et auxquels on ajoute du sucre sont particulièrement nuisibles. Tels sont les vins de Champagne, les vins d'Asti, les vins mousseux de toute provenance, quoiqu'il serait facile de citer beaucoup de goutteux qui peuvent prendre pendant longtemps et impunément du champagne, quand il est de bonne qualité.

Le bourgogne est le bouc émissaire : « L'Ermitage rouge et le bourgogne, dit Scudamore, ce dernier surtout, renferment la goutte dans chaque verre. »

En résumé, il faudra permettre au goutteux de ne faire qu'un usage modéré du vin, quel qu'il soit : il prendra aux repas un vin léger, de préférence un vin blanc coupé d'une eau minérale, telle que l'eau d'Alet ou de Pougues et de temps à autre, en dehors des périodes aiguës, un peu de bon vin rouge, dont le meilleur est sans contredit le bon et vieux bordeaux, bien dépouillé.

Dans la goutte chronique, la conduite est différente et l'usage régulier d'un peu de bon bordeaux, de petites quantités d'eau-de-vie, peut être utilement ajouté au régime.

Les *bières* sont généralement considérées comme nuisibles; les auteurs anglais sont sous ce rapport unanimes et considèrent que le porter est une cause fréquente de goutte; Todd, Budd, puis Dyce Duckworth le contestent; Garrod rapporte le cas d'un homme qui avait des accès toutes les six ou huit semaines et qui en fut complètement débarrassé pendant plus d'une année simplement parce qu'il s'abstint de boire du pale ale. Ce même auteur ajoute que la goutte est fréquemment observée chez les hommes qui travaillent dans de grandes brasseries.

Cette interdiction est vraie surtout pour les bières fortes, les bières anglaises ; on sera un peu moins sévère pour les bières légères, qui, prises en petite quantité et non d'une façon régulière, ont peu d'inconvénients et ont aussi l'avantage d'être très diurétiques.

Le *cidre* est considéré par quelques-uns, surtout en Normandie et en Angleterre, comme une boisson salutaire préservant de la goutte. Dyce Duckworth n'est point de cet avis, et Lecorché en proscrit absolument l'usage.

On voit que l'accord n'est pas unanime sur l'usage des différentes boissons et que, suivant l'ordonnance de tel ou tel médecin, on trouvera de grandes difffé-rences. C'est qu'en effet nous n'avons aucune donnée expérimentale, chimique ou autre, pour expliquer pourquoi une boisson agit autrement qu'une autre chez le goutteux. C'est affaire d'empirisme pur et l'on ignore si c'est la richesse en alcool, en tanin, ou bien si c'est l'acidité d'un vin ou encore la quantité de malt ou de houblon que contient une bière, qui peuvent influencer défavorablement le goutteux. L'expérience seule l'apprend au podagre et l'on comprend l'absence d'unanimité parmi les médecins en se rappelant que beaucoup de goutteux ne réagissent pas de la même façon. Si on consultait ces derniers, celui-là condamnerait le champagne, tandis que celui-ci en fait avec avantage un fréquent usage ; un autre recommanderait le bourgogne, qui condamne le vin blanc le plus anodin.

Il ne faut donc pas être absolu et, tout en n'oubliant pas les règles générales de traitement applicables à la majorité des goutteux, ne pas oublier que chacun d'eux réagit de différentes manières. C'est à ce point de vue que nous ne pouvons partager l'opinion d'un médecin anglais, si expert cependant en matière de goutte, M. Mortimer Granville, qui conseille non seulement durant les attaques de goutte, mais dans leurs intervalles l'usage exclusif de viandes noires et de champagne sec. On mangera, dit-il, à chaque repas autant de viande noire qu'on en peut digérer; on évitera les viandes blanches, les légumes, les farineux; on prendra comme boisson des vins généreux tels que : Porto, Graves, Champagne sec, mais de façon que la quantité totale ne représente pas plus de 60 grammes d'alcool dans les 24 heures; cette dose, dit-il, est nécessaire au goutteux!

En même temps, il est vrai, il conseille de l'eau en abondance, sans toutefois dépasser la quantité de 4 litres dans les 24 heures.

Par ce régime, M. Mortimer espère faciliter l'élimination de l'acide urique, et, si les premiers jours de l'alimentation carnée, les dépôts sont plus abondants dans l'urine, cela tient, dit-il, à ce que l'élimination est plus considérable; celle-ci est bientôt suivie d'une diminution notable de l'acide urique à laquelle correspond une élévation très sensible du chiffre de l'urée. Mering, en Allemagne, pensait aussi que l'alimentation exclusivement carnée augmentant la quantité d'urée, l'acide urique se dissoudrait plus facilement, l'urée étant son meilleur dissolvant.

L'opinion de M. Mortimer, basée sur des faits probants, est donc soutenable, mais elle ne l'est plus quand il veut appliquer ce traitement à tout goutteux quel qu'il soit, arrivé à n'importe quelle période de sa maladie. Applicable peut-être chez certains goutteux chroniques, il ne semble plus rationnel chez le goutteux congestif, dont les urines sont chargées d'urée et d'acide urique.

Pour ce qui concerne la suppression absolue du vin et le régime de l'eau pure que conseillait Martianus, Sydenham l'avait déjà condamné en disant : « Je crois que l'eau toute pure est dangereuse et je l'ai éprouvée telle sur moi-même. Cependant elle ne l'est pas quand on en a bu toute sa vie. » C'est dire que le vin, dont on peut en réalité très bien se passer sans inconvénients, ne peut être cependant supprimé brusquement du régime d'un sujet qui y est habitué.

On comprend la vérité de ce vieil adage, si sceptique au premier abord, mais pourtant si vrai : « Si vous buvez du vin, vous prenez la goutte ; si vous ne buvez pas de vin, la goutte vous prend. »

Quant au *thé* et au *café*, ils peuvent être pris sans trop d'inconvénients, si on n'en fait pas abus, et cependant théoriquement on devrait supprimer absolument l'usage du thé, puisqu'il contient, pour 1,000, 3 gr. 75 d'acide oxalique, plus que l'oseille qui en renferme 2 gr. 74 ; bien plus que les tomates qui n'en contiennent que 0 gr. 002 à 0 gr. 05. Se fondant sur ce fait, Dujardin-Beaumetz proscrivait le thé dans la goutte et la gravelle ; mais il faut reconnaître qu'entre une ration d'oseille et une infusion de thé il y a une différence considérable dans la quantité absolue d'acide oxalique que l'une ou l'autre renferme.

En tous cas, il ne faut pas être avare de boissons pour le goutteux ; des boissons abondantes lorsqu'elles sont bien tolérées, semblent favoriser l'issue au dehors non pas seulement des urates en excès, mais aussi de tous les poisons organiques, produits de désassimilation qui, dans la production des accidents goutteux et des lésions viscérales, jouent bien certainement un rôle des plus importants. Jackson, qui fut, paraît-il, un martyr de la goutte avait trouvé le moyen de s'en guérir par le régime suivant :

*Matin :*

8 heures : 300 grammes d'eau chaude.
9 heures : 500 — de café au lait chaud.
200 — de pain.
25 — de beurre.
Un peu de sucre.

*Soir :*

1 heure : Une demi-ration de viande.
Pomme de terre.
Un peu de moutarde.
Pas de poivre.
350 grammes d'eau froide bouillie.
5 heures : 350 — d'eau chaude.
6 heures : 500 — de thé avec une pincée de bicarbonate de soude.
200 grammes de lait froid dans le thé.
200 — de lait seul.
25 — de beurre.
Pain.
Un peu de sucre.
Un morceau de fromage.
Sel.
9 heures : 350 grammes d'eau chaude.

Soit en tout près de 3 litres de liquide. Dyçe Duckworth conseille de boire environ un demi-litre d'eau chaude après chaque repas et un quart de litre à petites gorgées pendant l'heure qui précède le coucher.

Au sujet des boissons M. Bouchard dit : « L'eau facilite la dissolution et active l'élimination de l'acide urique. Si c'est le premier effet que l'on recherche, si l'on veut par l'eau ingérée produire un effet de dissolution sur les urates déposés dans les tissus, il faut que cette eau ne fasse pas que traverser le sang pour s'éliminer immédiatement par les reins ; il faut qu'elle reste dans l'organisme, qu'elle dilue le sang, qu'elle passe dans les tissus. On obtiendra ce long séjour de l'eau dans l'organisme en faisant usage de l'eau chaude. Si l'on veut, au contraire, provoquer une élimination rapide, l'eau froide sera préférée ; car, à l'inverse de l'eau chaude, elle contracte les vaisseaux des organes abdominaux et, transportant dans la grande circulation le sang accumulé dans le système de la veine porte, augmente la tension artérielle et sollicite la sécrétion rénale. C'est le matin qu'on administrera l'eau froide, l'eau diurétique, c'est avant le sommeil que l'on conseillera l'ingestion d'eau chaude. »

A ces règles d'hygiène alimentaire, il faut ajouter encore un certain nombre de prescriptions relatives aux habitudes, à la vie quotidienne du goutteux.

Le goutteux devra avoir une vie régulière, peu accidentée ; il se couchera de bonne heure et se lèvera tôt. Sydenham a beaucoup insisté sur cette règle d'hygiène, en disant que rien n'épuise autant que de veiller la nuit, si ce n'est la saignée ou la purgation.

La nuit sera suffisamment longue et il faut en général huit heures de sommeil pour se lever dispos.

**Hygiène musculaire.** — De même l'exercice musculaire est une recommandation importante à faire au goutteux ; il devra se l'imposer comme une obligation quotidienne, un devoir à remplir.

De tous les exercices, la marche au grand air, qui active les échanges organiques, facilite la combustion des déchets accumulés dans l'organisme, est le plus recommandable, mais il est rare qu'on arrive à convaincre son malade de l'utilité de cette habitude ;

en outre, elle n'est pas toujours applicable à celui qui habite dans les quartiers populeux d'une grande ville, loin des jardins publics ou des promenades de la périphérie.

A ce point de vue, les exercices physiques qui obligent le malade à aller chaque jour, à une heure régulière, soit à la salle d'armes, soit au manège ont parfois une supériorité. De tous les exercices c'est celui de l'équitation que préférait Sydenham, et, puisqu'il faut souvent citer l'auteur du mémorable traité de la goutte, voici ce qu'il en disait : « Quant au genre d'exercice qu'il faut choisir, l'équitation est préférable à tous les autres lorsque la personne n'est pas trop âgée, et qu'elle n'a pas la pierre, et certes j'ai souvent pensé qu'un homme qui connaîtrait un remède aussi efficace pour la goutte et la plupart des maladies chroniques qu'est l'exercice du cheval longtemps continué et qui voudrait en faire un secret, gagnerait aisément beaucoup de bien. »

A côté de la marche, de l'escrime et de l'équitation, il faut placer l'usage de la bicyclette, qui se répand de plus en plus ; fait avec modération, dans de bonnes conditions et sans vouloir faire de ce genre de gymnastique un véritable sport, il rend aux goutteux de très grands services.

Il est bien certain cependant qu'il ne faut faire d'excès en rien et que l'exercice, la gymnastique sont sont surtout indiqués aux goutteux encore jeunes, non atteints de lésions organiques. A ceux qui présentent des lésions artérielles, à ceux dont le cœur est surchargé de graisse, il faut au contraire proscrire des exercices trop actifs. Il en est de même pour le goutteux chronique, anémié, fatigué, qui n'a pas à dépenser en excès des forces musculaires qui lui font défaut. A ceux-là conviendrait plutôt la gymnastique passive, celle où il y a pas d'efforts à faire; le *massage* sera particulièrement favorable au goutteux dont les jointures restent empâtées, dont la circulation périphérique se fait mal. Il en sera de même pour le goutteux obèse, qui pourra combiner le massage avec les autres exercices où les muscles prennent une part plus active.

Dans tous les cas, les *frictions sèches* faites le matin, sur tout le corps, soit avec un gant de crin, à sec ou un peu imbibé de baume de Fioraventi, d'eau de Cologne, rendront les plus grands services. C'est un moyen qui nous a toujours paru des plus efficaces non seulement dans la goutte, mais dans bien d'autres maladies chroniques. Sir William Temple prétendait que tout homme en position de s'attacher un esclave dont le rôle se bornerait à faire des frictions, échapperait aux atteintes de la goutte.

L'*hygiène de la peau* joue aussi un très grand rôle chez le goutteux; il est indispensable en effet que l'émonctoire cutané par lequel s'éliminent tant de produits divers, soit toujours tenu en parfait état de propreté.

En dehors des attaques, les *bains* sont donc très indiqués, quoique un préjugé populaire veuille les interdire aux goutteux d'une façon presque absolue; il faut seulement éviter les refroidissements à leur suite; les bains seront pris tièdes, et on se trouve bien d'y ajouter de temps à autre une certaine dose d'un sel alcalin, telle que 100 ou 150 grammes de carbonate de soude, dit *cristaux de soude*. Bouchardat prescrivait chaque semaine un bain auquel on ajoutait la préparation suivante :

| | |
|---|---|
| Essence de lavande................ | 2 grammes. |
| Teinture de benjoin............... | 5 — |
| Carbonate de potasse.............. | 100 — |

M. Lecorché conseille les bains chauds de 38° à 40° dans certains cas de goutte chronique, surtout lorsqu'elle se complique de myalgies, de névralgies. Quant aux *bains froids* ou *aux bains de mer*, ils doivent être interdits ; tout au plus, en dehors des attaques, dans la goutte asthénique, torpide, le bain de mer chaud peut-il être autorisé.

L'*hydrothérapie* jointe à l'exercice musculaire peut aussi fréquemment rendre des services, mais elle ne doit pas être pratiquée sans discernement. En dehors de toute attaque, alors que les jointures ne sont ni douloureuses ni sensibles, lorsqu'il s'agit surtout d'un goutteux névropathe, avec symptômes de neurasthénie, avec insomnie, la douche tiède prolongée suivie d'une courte aspersion froide le long de la colonne vertébrale, donne parfois de bons résultats, à condition que cette pratique soit continuée pendant un certain temps. Nous en dirons autant des *lotions froides* le matin, suivies d'une friction sèche.

A côté de cette hygiène musculaire, cutanée, il est d'autres prescriptions qu'on ne doit pas oublier : il faut que le goutteux ait non seulement une vie réglée au point de vue de ses repas, mais au point de vue des garde-robes. Il doit vider fréquemment sa vessie, aller chaque jour à la selle, et agir en conséquence, au moyen de laxatifs, de lavements.

L'*hygiène des vêtements* n'est même pas sans jouer un certain rôle : le goutteux aura des vêtements larges, portera de la flanelle et des bas de laine, de façon à éviter toute espèce de refroidissement. De même il évitera les logements humides, mal ventilés et choisira plutôt une maison orientée au midi qu'une orientée au nord, dont les vents sont quelquefois très cruellement ressentis par le malade.

En hiver, si ses occupations, sa situation lui permettent de changer de climat, s'il habite une région humide ou froide, il ira passer quelques mois dans le midi de la France, ou en Espagne, ou en Algérie dans une région abritée et bien ensoleillée.

Le goutteux peut s'en passer, il est vrai, quand il est jeune, résistant ; mais cela devient une nécessité si la goutte est arrivée à l'état chronique, si l'impotence s'accuse, si l'état général devient défectueux et lorsque l'anémie est prononcée.

**Hygiène morale.** — Enfin, à côté de l'hygiène physique, il y a l'hygiène morale qui joue un rôle important. « La tranquillité de l'âme est extrêmement nécessaire, » ont dit tous les hygiénistes en la matière. Il faudra éviter les préoccupations, les soucis, les émotions ; celles du jeu, de la spéculation sont des plus nuisibles. Il en est de même des excès de travail, qui réveillent facilement une goutte assoupie, ou la contention d'esprit longtemps prolongée. Lorsque Sydenham eut écrit son « Traité de la goutte », il fut pris d'une crise des plus violentes.

Scudamore cite le cas d'un caissier qui était pris, à la fin de chaque mois, d'une crise de goutte, lorsqu'il mettait ses comptes en ordre. M. Lecorché dit avoir eu son premier accès de goutte après un travail intellectuel trop prolongé.

En un mot, une hygiène bien suivie, une vie calme et tranquille, un travail interrompu par des « vacances », qui sont nécessaires au goutteux de la ville, une absence d'excès de toute nature, telle doit être la vie du goutteux s'il veut rendre les attaques moins fréquentes et éviter les tristes complications viscérales qui sont fréquemment la conséquence de la goutte. *Ne quid nimis*, telle doit être sa devise (Duckworth). Ajoutons, en terminant, que, parmi les excès, ceux de la table et ceux du coït sont particulièrement à éviter ; depuis l'antiquité grecque et latine c'est chose reconnue. La goutte a été appelée par le poète grec *fille de Bacchus et de Vénus* et le poète latin s'exprime ainsi :

Ut Venus enervat vires, sic copia vini,
Et tentat gressus, debilitatque pedes.

---

# CHAPITRE IV

## Exposé critique des principales médications pharmaceutiques employées dans les diverses manifestations de la goutte.

Nous venons de passer en revue le traitement hygiénique de la prédisposition goutteuse, et nous avons vu quel était le genre de vie, quel était le régime qu'il fallait instituer, soit à titre prophylactique chez un sujet menacé de goutte, soit chez un goutteux en dehors des attaques aiguës. A cette diététique on peut ajouter un traitement médicamenteux et à cet égard l'opinion est assez unanime. En effet, si un certain nombre d'auteurs hésitent, guidés par leur expérience personnelle ou confiants dans l'autorité des maîtres, à traiter activement l'accès de goutte aiguë, ils sont tous généralement d'accord pour adjoindre aux règles bromatologiques, que nous avons esquissées, un traitement médicamenteux.

Parmi les médicaments employés en pareil cas les plus usités et ceux dont on a obtenu les meilleurs résultats sont :

1° Les sels alcalins,
2° L'acide benzoïque,
3° Les préparations salicylées,
4° Le colchique,
5° La pipérazine,

6° La lysidine.

**Médication alcaline.** — S'il est une tradition dans la thérapeutique de la goutte, c'est l'administration des sels alcalins dans cette maladie. Les anciens auteurs recommandaient au goutteux de prendre de la décoction de cendres de végétaux; Hoffmann et Boerhave préconisaient la cendre de genêt dissoute dans du vin du Rhin; on ne peut méconnaître que c'est là l'origine empirique de la médication alcaline de la goutte, médication qui actuellement encore jouit d'une faveur générale.

Les bases alcalines employées sont variables; Cullen conseillait l'*eau de chaux*, Scudamore la *magnésie* pure ou carbonatée, tous les deux dans l'espérance de neutraliser l'acide urique en excès.

En Angleterre, on a recours plus volontiers aux sels de potasse; il en est de même en Allemagne où on emploie surtout les *carbonate*, *acétate* et *citrate de potasse.*

Les sels de potasse ont, en effet, des propriétés dissolvantes vis-à-vis de l'acide urique beaucoup plus prononcées que les sels de soude et l'expérience de Garrod est devenue classique : de petits fragments de cartilage articulaire inscrustés d'urate de soude, provenant de sujets goutteux, sont plongés les uns dans une solution de carbonate de soude, les autres dans une solution de carbonate de potasse. Au bout d'un certain temps, ceux-ci se seront dépouillés de l'urate de soude et auront repris les caractères de l'état normal, tandis que ceux-là n'auront encore subi aucune modification appréciable.

En outre, les sels de potasse sont des diurétiques puissants, ainsi que l'ont montré de nombreuses expériences de Mitscherlisch sur un homme atteint de prolapsus de la vessie. Beneke invoque encore en faveur des sels de potasse d'autres arguments : l'action de la potasse est plus profonde que celle de la soude sur les tissus ; c'est la potasse que s'assimilent les globules rouges, et l'on a ainsi, par cette fixation de ce sel sur les tissus, un alcalinisation plus persistante qu'avec la soude.

C'est en effet l'alcalinisation des liquides de l'organisme que l'on a cherché à atteindre en prescrivant les alcalins ; de cette façon, pensait-on, l'acide urique, à l'état de biurate de soude passant à l'état d'urate neutre, beaucoup plus soluble et beaucoup plus dialysable, l'excrétion au dehors de l'organisme en était facilitée et l'on évitait les accidents produits par la rétention de ce produit dans les tissus.

En est-il réellement ainsi ? Le mode d'action des alcalins semble être plus complexe. Qu'ils agissent sur les liquides de l'organisme pour les neutraliser, le fait n'est point douteux et la preuve en est qu'à doses même peu élevées, mais continuées pendant un certain temps, les urines deviennent facilement neutres et même alcalines.

Mais, ils agissent encore d'une autre manière, ainsi que le prouvent les recherches cliniques et expérimentales.

Lorsqu'on administre à différents sujets, ainsi que l'a fait Lecorché, des doses quotidiennes de bicarbonate de soude, on voit, dès le début, l'acide urique et l'urée augmenter de quantité ; mais, cette augmentation ne semble pas être persistante ; car, après quelques jours, les proportions d'urée et d'acide urique diminuent. Lecorché en conclut que les alcalins en général, après le lavage, pour ainsi dire, de l'organisme qu'ils produisent, modèrent ensuite la désassimilation; ce seraient pour lui des agents modérateurs de l'activité des échanges intra-cellulaires.

M. Stadelmann (de Dorpat), dans des expériences récentes est arrivé aux mêmes résultats généraux relativement aux quantités d'azote excrétées; M. Lapicque (1) admet aussi, et ses vues ont été confirmées par Quinquaud, que les sels alcalins diminuent en général la quantité d'azote excrétée et régularisent l'excrétion de l'urée.

Il ne faut pas oublier non plus que les alcalins et surtout le sel le plus employé, le bicarbonate de soude, agissent sur la digestion stomacale et intestinale. C'est même pour cette raison que Stadelmann s'est servi dans ses expériences du citrate de soude, le bicarbonate se transformant en partie en chlorure de sodium dans l'estomac et neutralisant une certaine quantité de l'acide chlorhydrique.

Enfin, les alcalins agissent aussi sur la sécrétion biliaire, peut-être aussi, d'après Heidenhain, sur la sécrétion pancréatique.

En réalité, nous connaissons relativement peu l'action physiologique des alcalins sur la nutrition générale ; il est, en effet, bien difficile de faire la part des diverses actions qu'ils peuvent exercer. D'un autre côté, beaucoup des expériences qui nous servent de point de départ ont été faites sur des sujets sains; or rien ne prouve que le goutteux se comporte au point de vue des échanges nutritifs comme un sujet bien portant.

Nous sommes donc forcés de nous en tenir en grande partie à la clinique pure. A cet égard, il ne

(1) Lapicque, *Comptes rendus de la Soc. de biol.*, 31 oct. 1891.

saurait y avoir de doute sur leur efficacité dans la goutte.

Ils ne sont pas cependant indiqués chez tous les goutteux ; à ceux qui sont dans la période active de la goutte, aux goutteux à manifestations articulaires franches, à ceux surtout, dont la maladie se complique de troubles digestifs variés, de congestion hépatique, à ceux, en un mot, qui sont dans la période d'efflorescence de la maladie, conviendront surtout les alcalins.

Par contre, lorsque la maladie est passée à l'état chronique, lorsque les jointures sont incrustées de tophus, surtout lorsque le goutteux est affaibli, languissant, amaigri, il faudra renoncer à l'emploi de ces sels, si utiles à une autre période de la maladie.

Quant aux dangers de la médication alcaline, lorsque celle-ci est appliquée à propos, ils ont été considérablement exagérés, par Trousseau surtout, qui avait accusé le bicarbonate de soude de produire une dissolution du sang et de provoquer des hémorrhagies et des symptômes d'anémie grave.

*Du choix d'un alcalin.* — Le choix d'un alcalin à prescrire varie suivant les auteurs ; nous avons dit qu'en Angleterre, on préférait les sels de potasse ou sels de soude, et nous en avons dit les raisons ; on pourra avoir aussi recours aux *nitrate*, *acétate* et *bicarbonate de potasse*, ou bien encore au *phosphate d'ammoniaque* ou *aux sels de magnésie*.

Les plus employés en France sont les sels de soude et en particulier le *bicarbonate de soude*, qui possède sur les sels de potasse l'avantage d'être plus facilement toléré, de produire moins fréquemment de la diarrhée et enfin de pouvoir être administré pendant un temps plus considérable.

M. Bouchard préfère également le carbonate de potasse aux sels de soude et le prescrit à la dose de 3 grammes par jour. « J'ai, dit-il, donné ce sel, sans interruption pendant plus de six mois et j'ai assisté à une véritable renaissance, à une amélioration considérable de l'état général, sans rien qui touchât de près ou de loin à la prétendue cachexie alcaline. »

On pourrait encore, dans certains cas, utiliser d'autres sels de soude, le *sulfate de soude*, le *chlorure de sodium*, et il ne faut pas oublier que, dans beaucoup d'eaux minérales, l'un et l'autre de ces sels s'y trouvent associés avec d'autres sels de chaux ou de magnésie ; mais leur action est encore bien mal connue.

De tous les alcalins employés contre la goutte, on donne aujourd'hui la préférence aux *sels de lithine*. C'est Ure qui, le premier, en 1843 chercha à les utiliser en thérapeutique ; se basant sur les recherches de Lipowitz, qui avait montré que l'urate de lithine était le plus soluble des urates connus, Ure eut l'idée d'injecter ce sel dans la vessie pour dissoudre les calculs et Garrod, celle de l'administrer aux goutteux pour faciliter la dissolution des biurates dans les tissus. Voici ce que dit Garrod : « Dans le but de montrer combien le carbonate de lithine est plus propre que le carbonate de soude ou de potasse à débarrasser des dépôts d'urate de soude un cartilage provenant d'un sujet goutteux, je fis l'expérience suivante : on prépare des solutions de sels de lithine, de potasse et de soude avec 0 gr. 06 cent. de chaque sel et 30 gr. d'eau. Je plaçai dans ces solutions de petits fragments de cartilage infiltrés d'urate de soude et je les y laissai pendant 48 heures. Au bout de ce temps, le cartilage qui se trouvait dans la solution de lithine était revenu à l'état normal, celui qu'on avait soumis à l'action de la potasse présentait beaucoup moins d'urate de soude; mais celui qui avait été placé dans la solution de carbonate de soude ne paraissait pas avoir éprouvé de changement. »

La manière dont agissent les sels de lithine sur le goutteux n'est peut-être pas cependant exclusivement chimique; la preuve en est que dans les quelques rares expériences qui ont été tentées sur l'action physiologique de ces sels sur l'organisme au point de vue de l'excrétion des matériaux azotés, on a constaté des faits intéressants. Lecorché a vu ainsi dans un cas, que le carbonate de lithine, donné à la dose de 1 à 2 grammes par jour, avait fait, au bout de six jours tomber la quantité d'acide urique de 1 gr. à 52 centig.; après cessation du traitement, la proportion était remontée à 1 gr. 04. Il en était de même de la proportion de l'urée, des phosphates et des autres bases de l'urine, surtout pour ce qui concernait la chaux et la magnésie.

Malgré ces faits encourageants, M. Lecorché doute fort que l'action des sels de lithine chez le goutteux soit comparable à ceux qu'on obtient *in vitro* et il n'admet pas qu'ils soient supérieurs aux autres alcalins, si même ils égalent les sels de soude ou de potasse. Néanmoins, les sels de lithine ont l'avantage d'être facilement tolérés par les malades et, contrairement à d'autres alcalins, de ne troubler en rien les fonctions digestives. Il nous semblent, à cet égard et à cause de leurs propriétés éminemment antiuratiques, devoir être placés en bon rang parmi les alcalins qu'on prescrira aux goutteux.

Les sels de lithine les plus employés sont : le *carbonate de lithine*, le *nitrate de lithine*, le *benzoate de li-*

*thine*. Lévy a recommandé le *bromure de lithium* et MM. Bouchard et Pouget l'*iodure de lithium*. Le benzoate et l'iodure ont l'avantage d'être associés à des agents tels que l'acide benzoïque et l'acide iodique, agents qui ne sont pas sans efficacité dans la goutte et surtout dans la goutte chronique.

Les préparations de lithine peuvent se formuler de bien des façons différentes ; Garrod employait une eau gazeuse dite antigoutteuse, dont voici la formule :

| | |
|---|---|
| Bicarbonate de soude............... | 50 centigr. |
| Carbonate de lithine................ | 20 — |
| Eau chargée d'acide carbonique..... | 1 litre |

à prendre 2 à 6 verres par jour.

On emploie aussi avec succès les pilules de lithine, soit sous forme de carbonate, soit sous forme de benzoate ; par exemple :

| | |
|---|---|
| Benzoate de lithine................. | 3 grammes. |
| Extrait de quassia.................. | } ãa Q. S. |
| Poudre de quassia .................. | } |

f. s. a. pour 30 pilules, à prendre, suivant les cas, de deux à trois pilules avant chaque repas.

La formule suivante est de M. Huchard :

| | |
|---|---|
| Extrait de stigmate de maïs......... | 6 grammes. |
| Benzoate de soude................... | } ãa 1 gramme. |
| Carbonate de lithine................ | } |
| Huile essentielle d'anis............ | III gouttes |

f. s. a., pour 60 pilules à prendre de 4 à 6 par jour.

Les sels effervescents de lithine sont aussi parmi les plus employés ; voici, par exemple, une formule :

| | |
|---|---|
| Carbonate de lithine................ | 10 grammes. |
| Bicarbonate de soude................ | 50 — |
| Acide citrique...................... | 40 — |

à prendre une cuillerée à café dans un verre d'eau de Vittel avant chacun des deux principaux repas.

Quant aux indications générales des alcalins dans la goutte, on peut dire, d'une façon générale, qu'*ils sont surtout réservés aux périodes intercalaires de la maladie*, c'est-à-dire qu'on les donnera *entre les accès*; ils devront être continués pendant un certain temps, mais avec des interruptions, surtout dans la goutte qui est encore dans sa période floride ; ils pourront être cependant employés à petites doses, quand l'état général est bon, alors que les crises ne sont plus aiguës et que la maladie se caractérise par des arthrites à résolution lente avec dépôts tophacés.

Dans la crise aiguë de goutte, ils pourront aussi, mais à faibles doses, être prescrits sous forme de boissons alcalines ; certaines eaux minérales appropriées remplissent en particulier très bien ce desideratum.

S'il nous fallait faire un choix entre les différents alcalins que nous possédons en thérapeutique, nous réserverions : 1° le bicarbonate de soude pour le goutteux dyspeptique avec tendance aux congestions hépatiques ; 2° le bicarbonate de potasse à celui dont la diurèse se fait mal, est insuffisante ; 3° les sels de lithine et en particulier le benzoate de lithine à celui dont les arthrites présentent une lente résolution, à celui qui présente des dépôts tophacés abondants, ou encore à celui dont les urines sont riches en urates de soude, en un mot à tous ceux chez lesquels il faut chercher à exercer une action dissolvante sur les dépôts qui se forment dans l'organisme.

**Acide benzoïque.** — L'acide benzoïque ingéré en nature subit dans l'économie une série de transformations et il passe dans les urines sous forme d'acide hippurique. Or, combiné avec les bases alcalines, il forme des sels beaucoup plus solubles que les urates. Cette constatation a donné l'idée d'administrer l'acide benzoïque aux uricémiques et, de fait, Chalvet et Simonnet ont vu la proportion de l'acide urique diminuer dans les urines après l'ingestion de l'acide benzoïque et être remplacé par de l'hippurate de soude.

En Angleterre, cette médication a trouvé beaucoup de défenseurs. Le plus souvent on prescrit des benzoates plutôt que l'acide benzoïque pur, benzoate de soude, de lithine, etc. On a en même temps l'avantage d'administrer un sel alcalin.

Dans beaucoup de cas, surtout ceux de goutte torpide, chronique, avec peu d'attaques aiguës, les benzoates ont donné des succès. Ils seront encore plus indiqués si, comme le fait n'est pas rare, le goutteux présente du catarrhe vésical : on connaît l'heureuse influence du benzoate de soude sur la muqueuse vésicale.

**Composés salicylés.** — En 1877 G. Sée préconisait le salicylate de soude; c'est, disait-il, le médicament par excellence de la goutte, car il favorise l'élimination de l'acide urique. Cette opinion n'a pas été généralement admise et nombre des médecins anglais, Barclay, Dyce Duckworth le considèrent comme très inférieur au colchique.

Barclay déclare que ce dernier médicament a une action infiniment supérieure à celle du salicylate de soude qu'il faut réserver au traitement du rhumatisme articulaire aigu.

Lecorché partage cette opinion et préfère sans hésitation le colchique, du moins pour ce qui concerne l'attaque aiguë de goutte. Par contre, dit-il,

« si le salicylate nous paraît inférieur au colchique dans la goutte aiguë, il n'en est plus de même dans la goutte chronique avec concrétions tophacées, déformations articulaires, tendance aux poussées subaiguës incessantes. C'est ici que le médicament trouve sa véritable indication et qu'il nous semble posséder une action vraiment spécifique. »

Pour ce qui concerne l'action du salicylate sur l'excrétion de l'urine et des principes qui y sont contenus, nous n'en dirons qu'un mot : car nous en avons déjà parlé longuement, lorsque nous avons étudié l'action des préparations salicylées dans le rhumatisme aigu.

Rappelons seulement que dans les 24 premières heures qui suivent son administration, l'urée et l'acide urique présentent une augmentation considérable qui dure de 3 à 4 jours. On a vu ainsi (Lecorché et Talamon) le chiffre de l'acide urique monter jusqu'à 3 gr. 76, en même temps que l'urée présentait la proportion énorme de 116 grammes ! Mais, à cette période de suractivité, qui porte aussi en général sur les autres éléments de l'urine, en particulier sur les phosphates, succède un ralentissement, puis une baisse même au-dessous du niveau physiologique, comme s'il y avait une sorte d'épuisement dans le fonctionnement cellulaire.

Quant aux doses à employer, il faudra ne jamais atteindre celles préconisées par M. G. Sée qui allait jusqu'à prescrire 12 grammes de salicylate de soude en 24 heures ! Une dose de 6 grammes devra être considérée comme une dose *maxima* dans la goutte articulaire aiguë.

S'agit-il d'une goutte chronique, où l'emploi des salicylates peut être utile, il faudra l'administrer à *petites doses, mais pendant longtemps*, avec des interruptions de 4 ou 5 jours tous les quinze jours. La dose variera de 0 gr. 60 à 2 grammes dans les 24 heures.

Pour notre part, nous préférons le colchique au salicylate ; mais, en cas de vives douleurs, lorsqu'il faut agir vite, pour calmer, nous employons volontiers, sauf contre-indications, des applications locales d'acide salicylique en dissolution dans l'huile de ricin (voir plus haut page 25), en ayant soin toutefois de ne pas dépasser les doses de 5 grammes pour 100, pour éviter toute irritation locale du côté des articulations. En même temps, nous prescrivons le colchique à l'intérieur.

Les contre-indications au salicylate existent aussi bien pour la goutte que pour le rhumatisme ; elles s'observent même bien plus fréquemment : car la goutte, surtout lorsqu'elle est déjà ancienne, s'accompagne souvent de lésions viscérales diverses. C'est ainsi que l'albuminurie symptomatique d'une altération rénale en contre-indique absolument l'emploi.

Le sel le plus fréquemment employé est le *salicylate de soude;* on pourra aussi, dans certaines circonstances, avoir recours au *salicylate de quinine* et surtout au *salicylate de lithine* (Vulpian). Ce dernier médicament a donné d'excellents résultats dans certaines formes du rhumatisme chronique. Il nous semble également bien approprié à certaines variétés de goutte avec dépôts uratiques : on peut ainsi combiner l'action simultanée de ses deux composants.

Il y aura encore à expérimenter dans la goutte tous les composés salicylés récents : la *salipyrine*, le *salophène*, la *malakine*, etc., qui ont, dans le rhumatisme, donné parfois d'excellents résultats ; c'est là un champ d'expérience qui n'a pas encore été exploré.

**Colchique.** — De toutes les médications que nous venons de passer en revue, aucune n'est aussi connue, aussi employée que le colchique, qu'on a regardé comme un véritable spécifique de la goutte.

Il a été introduit dans la thérapeutique pour la première fois en 1763 par Stork, mais son emploi dans le traitement de la goutte ne date que du commencement du siècle avec Home, Scudamore, Williams et Haden.

La médecine grecque et arabe, si elle n'a pas employé le colchique d'automne, *colchicum autumnale*, faisait cependant un fréquent usage contre les douleurs articulaires d'une substance nommée *hermodacte* (de Ἑρμῆς, Mercure et δάκτυλος, doigt) préconisée depuis Alexandre de Tralles, mais dont nous ignorons la composition, substance provenant d'après quelques-uns de la tige souterraine d'une variété de colchique autre que le colchique d'automne, peut-être le *colchicum variegatum* (Planchon). Depuis Stork, le colchique a été universellement employé dans le traitement de la goutte ; mais, tandis que les uns y voyaient un remède infaillible, les autres le considéraient comme une substance des plus dangereuses.

Dans les innombrables remèdes secrets préconisés contre la goutte, dans tous les élixirs anti-goutteux, les chimistes ont retrouvé une proportion notable de colchique.

Au point de vue physiologique, le colchique, d'une façon générale, agit comme un purgatif drastique énergique : il provoque à petites doses une diarrhée légère, et, si on en augmente la proportion, il détermine des selles abondantes, puis des vomissements avec sensation de chaleur ou de brûlure à l'estomac. En même temps, si la dose est toxique, surviennent des phénomènes cholériformes, de la prostration et du refroidissement des extrémités.

Le colchique agit en même temps comme sédatif du système nerveux et du système cardio-vasculaire, si bien que son action a pu être comparée à celle de la digitale : si, cependant, les doses sont élevées, au ralentissement du pouls succède une phase d'accélération et d'irrégularité.

L'action sur la sécrétion urinaire a été diversement interprétée par les auteurs : les uns considèrent le colchique comme un diurétique (Stork), mais beaucoup lui dénient cette propriété.

Favoriserait-il l'élimination de l'urée et de l'acide urique? Personne n'est d'accord à ce sujet. Hammond, Christison, Maclagan admettent que l'élimination de l'urée est plus considérable après l'administration du colchique; Chélius croit qu'il y a surtout accroissement de la proportion d'acide urique éliminé, tandis que les nombreuses analyses comparatives de Garrod, celles plus récentes de Lecorché, ne reconnaissent au colchique aucune propriété de ce genre; tout au plus diminue-t-il après quelque temps la quantité d'acide urique éliminé par les urines. D'après Lecorché les quantités de chaux et de magnésie contenues dans l'urine sont diminuées, celles de potasse et de soude augmentées.

Dyce Duckworth pense qu'une grande part des effets bienfaisants du colchique est due à son action sur le foie; il favorise par son action cholagogue les transformations de l'acide urique; il provoquerait un « métabolisme hépatique très actif ». Taylor croit qu'il diminue beaucoup la proportion d'acide urique contenu dans le sang. Graves, Lecorché admettent, de leur côté, que le colchique agit probablement en ralentissant la formation de l'acide urique dans l'organisme.

On ne sait donc pas de quelle manière les préparations de colchique peuvent agir chez le goutteux. Serait-ce par l'effet purgatif? rien ne permet de l'admettre, tout au contraire, puisque des purgatifs énergiques ne produisent aucune amélioration dans la goutte et que le colchique, dit Garrod, semble d'autant mieux agir que l'effet sur l'intestin est moindre; un amendement rapide des douleurs, dit-il, peut même survenir alors que tout effet purgatif fait défaut.

Serait-ce par l'intermédiaire de la circulation? mais le colchique est à ce point de vue bien inférieur à la digitale et celle-ci est sans action aucune dans la goutte. Comme sédatif du système nerveux nous avons des agents bien plus énergiques que le colchique et quant à son action sur la sécrétion urinaire, nous avons vu qu'elle était très problématique. La seule propriété que nous lui ayons parfois trouvée, c'était d'augmenter rapidement la diurèse, mais l'effet n'est pas constant. En réalité nous ignorons entièrement la manière dont le colchique agit chez le goutteux et, quand nous donnons ce médicament, nous ne faisons que du pur empirisme; mais en est-il souvent autrement en thérapeutique? Quant à son action, elle est réelle, indiscutable : voici ce que disent tour à tour ceux qu'une longue pratique de la goutte autorise à émettre une opinion formelle: « Pour mon compte, dit Garrod, je ne craindrai pas d'affirmer que le colchique exerce une action spécifique comparable à celle que le quinquina exerce dans la fièvre intermittente. »

« Ce médicament, dit Watson, cité par Garrod, calme d'une manière presque magique les douleurs de la goutte; c'est là un fait incontestable. » « Pendant quinze ans, dit Dyce Duckworth, j'ai soigné de nombreux cas de goutte et je n'ai prescrit guère autre chose que le colchique. Dans la majorité des cas, aucun autre traitement ne me réussissait aussi bien ; » et M. Lecorché ajoute : « Aucun médicament ne nous a jamais donné chez les goutteux des résultats aussi constants, aussi rapides, aussi décisifs que le colchique, et nous n'hésitons pas à dire que la guérison, non seulement d'une affection articulaire, mais encore d'une manifestation viscérale quelconque, par l'usage du colchique, est pour nous la preuve indiscutable de la nature goutteuse de cette manifestation. »

Quelques médecins ont cependant élevé la voix au milieu de ce concert de louanges, en dénonçant les méfaits que pouvait produire le colchique ; Todd en particulier lui reprochait, s'il atténuait les douleurs, de rendre les accès plus longs et surtout plus fréquents. D'autre part, il existe des idiosyncrasies toutes spéciales pour le colchique et on a pu voir survenir de véritables symptômes d'empoisonnement avec de faibles doses, vomissements, vertiges, syncopes, etc. Ce n'est point là une raison suffisante pour condamner le colchique, car à tout médicament pareil reproche pourrait être adressé.

*Indications et contre-indications du colchique dans la goutte.* — A la goutte aiguë, franche, avec réaction violente, alors que la température n'est pas trop élevée, qu'il n'y a aucune lésion viscérale, convient surtout la médication par le colchique.

Les divergences surgissent pour savoir quand il faut l'administrer; les uns, Garrod, Lecorché, etc., le prescrivent dès le début de l'attaque. Dyce Duckworth attend que l'attaque ait éclaté, Gairdner que l'œdème et le gonflement soient bien marqués. M. Bouchard dit : « A partir du douzième jour, si les manifestations de l'accès ne sont plus actives, si rien ne révèle un travail qui va aboutir à une détermination fluxionnaire nouvelle, vous pouvez arrêter l'accès, au risque de le voir se renouveler dans trois semaines. Il vaut mieux deux accès courts et rapprochés qu'un accès traînant. C'est à l'aide de colchique que vous pourrez abréger une attaque de goutte, et c'est, à mon avis, le seul emploi légitime qui puisse être fait de ce précieux médicament dans le traitement de la goutte. » Il n'y a cependant, pensons-nous, aucune raison bien valable pour ne pas prescrire le médicament dès que le diagnostic est posé.

Pour ce qui concerne l'emploi du colchique en dehors des attaques, à titre de remède prophylactique, antigoutteux, les opinions sont très différentes : Robertson admet qu'il n'agit que sur la manifestation locale de la goutte, tandis que d'autres, Holland par exemple, pensaient qu'administré à petites doses pendant des mois, il avait la propriété d'éloigner les attaques de goutte, d'agir comme un véritable spécifique. Lecorché a vu, de son côté, dans des manifestations viscérales diverses qu'il pouvait supposer être d'origine goutteuse, le colchique lui donner des résultats favorables, alors que toute autre médication avait échoué.

Quoi qu'il en soit, il faut, en tous cas, ne pas prolonger l'emploi du colchique et se rappeler que par un usage inconsidéré il peut avoir des effets nuisibles sur l'évolution de la goutte. Nous préférons, pour notre part, ne jamais l'employer que comme médicament des attaques de goutte, lorsque celles-ci sont franchement aiguës, ou encore lorsqu'il survient une poussée aiguë au cours d'un état chronique.

Enfin, la susceptibilité de certains malades engagera à n'employer qu'avec précaution le colchique et à en cesser rapidement l'emploi, lorsque, par exemple, surviennent des phénomènes d'intolérance, vomissements, diarrhée trop abondante ou sueurs trop prononcées.

*Des diverses préparations de colchique.* — Les semences, les bulbes, les fleurs de colchique sont utilisés en thérapeutique sous forme de poudre, d'alcoolature, d'extrait alcoolique, aqueux ou acétique, de teinture, de vin, de vinaigre.

La plupart des auteurs anglais recommandent le vin de colchique; Scudamore utilisait l'extrait acétique. En France, on a recours le plus habituellement aux préparations de semences et en particulier à l'extrait et à la teinture dont le maniement est commode et facile.

L'extrait de semences se prescrit à la dose de 0 gr. 01 à 0 gr. 10 centigr.; la teinture de semences à la dose de 1 à 2 grammes, en se rappelant que XX gouttes de cette teinture représentent 0 gr. 38, c'est-à-dire qu'il faut LIII gouttes pour faire 1 gramme.

Voici, par exemple, quelques-unes des formules employées :

| | |
|---|---|
| Teinture de semences de colchique.. | ãa 10 gr. |
| Alcoolature de racines d'aconit..... | |
| Teinture de jalap.................. | |
| Teinture de quinine................ | |

A prendre XXX gouttes du mélange, le matin, à midi et le soir, dans un verre de tisane de feuilles de frêne (Dujardin-Beaumetz), ou bien :

| | |
|---|---|
| Carbonate de magnésie............. | 50 centigr. |
| Teinture de semences de colchique... | XX gouttes. |
| Eau de menthe..................... | 30 gr. |

A prendre dans le courant de la journée et recommencer les jours suivants (St-Bartholomew's Hospital). Si on veut recourir, pour une raison ou l'autre, à la forme pilulaire, on aura le choix entre de nombreuses formules :

| | |
|---|---|
| Sulfate de quinine.................. | 15 centigr. |
| Extrait de digitale................. | 2 — |
| Semences de colchique pulvérisées... | 5 — |

F. S. A. pour une pilule. — A prendre deux ou trois pilules par jour (Becquerel, Trousseau), ou bien :

| | |
|---|---|
| Extrait acétique.................. | ãa 2 gr. |
| Extrait de coloquinte composée.... | |
| Poudre de Dower................... | |

pour 20 pilules. A prendre une pilule matin et soir (Halfort).

Si on veut employer certaines préparations dites remèdes anti-goutteux, on pourra avoir recours aux plus connus et en même temps aux mieux préparés : le *vin d'Anduran*, la *teinture de Cocheux*, la *teinture de Laville*, les *pilules de Lartigue*, etc. (1).

(1) Voici la composition de la plupart de ces préparations :

*Vin d'Anduran :*

| | |
|---|---|
| Bulbes de colchique................. | 30 grammes. |
| Feuilles de frêne................... | 30 — |
| Vin de Malaga....................... | 500 — |

Faire macérer huit jours, filtrer et ajouter :

On a bien cherché à retirer du colchique le principe actif, mais jusqu'à présent les résultats concordent peu entre eux, puisque Hest et Geiger ont retiré la *colchicine*, Oberlin la *colchicéine*. Ces différents produits, d'une très grande toxicité du reste, n'ont pas été suffisamment expérimentés dans la goutte pour que nous puissions en parler encore.

**Piperazine.** — La piperazine est une substance organique présentant la même composition que la spermine, mais en différant par sa composition, et qui possède une réaction alcaline.

En dissolution dans l'eau, *in vitro*, elle dissout très bien l'acide urique pour former avec lui un sel neutre, soluble dans 17 parties d'eau à 17°.

C'est ainsi qu'un calcul uratique placé dans une solution de piperazine s'y dissout en quelques heures. De là l'idée de faire entrer ce médicament dans la thérapeutique de la goutte, à titre de principe dissolvant de l'acide urique.

Sous son influence la densité et l'acidité de l'urine diminueraient et la quantité augmenterait; en même temps, si on l'administre assez longtemps comme

| | |
|---|---|
| Teinture d'aconit.................... | 8 gr. |
| Teinture de digitale................. | 5 — |

Une cuillerée à café matin et soir, et porter la dose jusqu'à quatre cuillerées par jour.

*Pilules de Lartigue :*

| | |
|---|---|
| Extrait de coloquinte composé....... | 20 gr. |
| Extrait hydro-alcoolique de semences de colchique.................... | ãa 1 gr. |
| Extrait hydro-alcoolique de digitale. | ãa 1 gr. |

F. S. A. des pilules de 15 centigr. A prendre deux pilules par jour.

La *teinture de Cocheux*, la *teinture de Laville* dont le principe actif est la teinture de colchique se prennent à la dose de 1 *à* 3 *cuillerées à café* par 24 heures.

l'a fait Wittzach (1 gramme durant 5 jours), on constate que le filtre de Pfeiffer (voir page 142), au lieu de retenir de l'acide urique de l'urine en abandonne au contraire à celle-ci.

D'un autre côté, chez l'homme sain, sous l'influence de la piperazine la quantité d'acide urique augmenterait légèrement (Ebstein et Sprague, Heubach); enfin, expérimentalement, Meisels et Biesenthal, qui ont pu reproduire la goutte chez les oiseaux au moyen d'injections sous-cutanées de bichromate de potasse, ont vu que les dépôts uratiques ne se formaient pas, si au préalable on administrait à l'animal de la piperazine.

Mendelsohn a contesté la nature goutteuse des concrétions tophacées expérimentales de Biesenthal, et croit que la piperazine est sans aucun effet sur la goutte.

Il faut reconnaître que jusqu'à présent les cliniciens, comme Lépine et d'autres, n'ont pas vu grand effet survenir à la suite de l'administration de la piperizane chez les goutteux; nous-même, dans un cas, il est vrai peu favorable, de goutte chronique avec tophus, n'avons vu, après un temps assez long, survenir aucune modification du côté des dépôts uratiques. M. Lecorché dit également l'avoir employée, mais sans succès, dans plusieurs cas de goutte.

La piperazine doit être prescrite à la dose de 1 gramme ou même 2 grammes par jour; le meilleur mode d'administration est d'utiliser des solutions aqueuses, car elle s'altère rapidement en poudre ou en pilules; on peut aussi l'utiliser en injections hypodermiques, mais à dose beaucoup moindre.

Quoi qu'il en soit, la piperazine ne présente pas le

moindre danger, et l'albuminurie qui avait été signalée par Rörig à la suite de l'administration de cette substance n'était qu'une erreur d'interprétation (Biesenthal), l'auteur s'étant servi comme réactif de l'acide picrique qui précipite la piperazine.

**Lysidine.** — A côté de la piperazine, il faut placer un nouveau médicament, la lysidine, expérimentée par Grawitz (1); la lysidine est une substance identique à l'éthylène-éthényldiamine. Ce serait un dissolvant cinq fois plus puissant que la piperazine.

Chez deux malades atteints de goutte aiguë, avec tophus, la lysidine fit disparaître rapidement les douleurs et les tophus devinrent beaucoup moins volumineux. En même temps l'acide urique augmentait d'une façon notable dans les urines.

La lysidine était donnée à la dose progressive de 1 gramme, puis de 2 jusqu'à 5 grammes. D'odeur peu agréable, puisqu'elle rappelle celle de la souris, on l'administrait dans un demi-litre d'eau de Seltz; elle était prise de la sorte sans inconvénients. On pourra aussi la prendre de la façon suivante :

| | |
|---|---|
| Solution de lysidine à 50 0/0....... | 10 grammes. |
| Eau distillée...................... | 200 — |

Nous n'avons jusqu'à présent qu'une faible expérience de ce nouveau médicament; dans un seul cas où nous avons pu, grâce à l'obligeance de M. Lebreton, l'expérimenter chez un goutteux, nous n'avons pas vu survenir grande modification : ni les douleurs ni le gonflement n'ont disparu; seule peut-être, la proportion de l'acide urique était légèrement

(1) Grawitz, *Deutsche med. Wochens.*, 1894, p. 780.

diminuée. Klemperer et Zeisig n'ont pas été plus heureux que nous (1).

## Des préparations réputées spécifiques dans la goutte.

A côté de ces médicaments qui s'adressent soit à la diathèse, soit à l'attaque de goutte, il en existe beaucoup d'autres; le nombre surtout des spécifiques est considérable, et il n'y a pas de maladie contre laquelle, depuis l'antiquité, on en ait préconisé une aussi grande quantite. Nous n'insisterons pas; depuis la poudre de Portland, célèbre en Angleterre au siècle dernier, et qui était composée à parties égales d'aristoloche, de gentiane, de germandrée, de pin sauvage, de sommets et feuilles de petite centaurée jusqu'à la poudre de Pistoia, qui jouit de la faveur actuelle, il y aurait place pour une liste innombrable de préparations dont l'efficacité a été réputée certaine.

Dans la plupart des prétendus spécifiques antigoutteux, le colchique entre pour une certaine part; d'après M. Chastaing, la poudre de Pistoia contient 20 0/0 de bulbes de colchique, 10 0/0 de racines de bryone, 10 0/0 de gentiane, 10 0/0 de fleurs de camomille et 50 0/0 de bétoine.

Récemment M. Mendelsohn a préconisé une poudre qu'il considère comme très efficace chez le goutteux; c'est avant tout une poudre alcaline et, à cet égard, elle peut être employée sans inconvénient. En voici la formule : jus de citron, quantité *ad libi-*

(1) Klemperer et Zeisig, *Zeits. f. klin. med.*, 1895, XXVII, 5 et 6.

*tum ;* on en détermine la teneur en acide citrique, et, pour 110 parties de ce dernier, on ajoute 40 parties d'acide sulfurique et 8 parties d'acide chlorhydrique, puis du carbonate de soude jusqu'à persistance d'une faible réaction acide. D'autre part, on prend 2 parties de carbonate de lithium qu'on dissout dans du jus de citron jusqu'à neutralisation. On mélange ces deux solutions et on évapore jusqu'à siccité.

Voici dans quelles proportions les divers sels entrent dans la composition de cette poudre :

| | |
|---|---|
| Sulfate de soude.................. | 27 gr. 5 |
| Chlorure de sodium............... | 1 gr. 6 |
| Citrate de soude.................. | 67 gr. |
| Citrate de lithium................ | 1 gr. 9 |

On l'administre à la dose de quelques grammes par jour au goutteux durant un certain temps (1).

Quoi qu'il en soit de l'efficacité de ces trop nombreux spécifiques, il faudra recommander au malade, sinon de s'en abstenir entièrement, — ce qui serait un peu illusoire, — du moins d'en faire un rare usage. On lui fera comprendre les inconvénients qui peuvent résulter d'un médicament dont on ignore la composition et qui, administré mal à propos, peut provoquer des accidents toxiques ou autres.

Lucien dans la *Tragopodagra*, après avoir exposé la série des moyens que le goutteux emploie à tort et à travers pour se guérir de ses maux, termine en disant : « Tous ces gens-là sont des insensés qui ne font qu'irriter ma colère ; aussi je les traite sans miséricorde. Mais pour ceux qui n'entreprennent rien

(1) Lépine, Sur le traitement des concrétions uriques et des « tophi », in *Sem. méd.*, 1894, p. 49.

contre moi, j'en use avec bonté et indulgence à leur égard. » C'est la « Podagra » qui se plaint de ce que les hommes, dans tous les temps, ont travaillé à se dérober aux traits de sa colère.

---

# CHAPITRE V

## Traitement de la goutte articulaire aiguë.

La première question que l'on doit se poser est de savoir si l'on doit traiter l'attaque de goutte.

S'il est vrai que l'accès de goutte est une crise utile qu'emploie l'organisme pour se débarrasser de l' « humeur peccante », de l'excès d'acide urique, en le déposant au niveau des articulations, on comprend que les anciens auteurs aient conseillé de respecter la goutte et de ne pas la contrarier dans son évolution. D'un autre côté, la sensation de bien-être, l'atténuation de certaines souffrances, qui tourmentaient le malade avant l'accès et qui disparaissent après lui, ou bien encore la possibilité d'accidents rapidement graves survenant au cours d'un traitement intempestif et que l'on désignait sous le nom de goutte remontée ou rétrocédée, voulant indiquer par là qu'il s'agissait de véritables métastases, tout cela était bien fait pour inspirer une sage réserve à des observateurs tels que Sydenham et Cullen.

Trousseau lui-même ne traitait qu'avec une grande prudence l'accès aigu de goutte, craignant de voir les accès revenir plus fréquemment et de changer une goutte floride en une goutte torpide et languissante.

Aujourd'hui nous connaissons mieux la manière

d'être de la goutte, nous pouvons favoriser le travail de défense de l'organisme, faciliter l'élimination non seulement des principes tels que les urates ou les poisons organiques qui jouent, les uns et les autres, un rôle important dans la pathogénie des accidents goutteux et, sans vouloir instituer un traitement abortif, irrationnel, nous pouvons atténuer les symptômes de la maladie.

Moins que jadis aussi nous redoutons ces accidents de goutte remontée que l'anatomie pathologique et la clinique nous ont montré être bien souvent des accidents d'ordre viscéral; en pareil cas, lorsqu'il existe des altérations du cœur ou des reins, nous savons qu'il faut s'abstenir de tout traitement actif.

Calmer les douleurs qui, persistant longtemps, finissent par affaiblir l'organisme, donner au malade une alimentation appropriée, favoriser la diurèse qui entraîne avec elle hors de l'économie les produits de combustion incomplète de la nutrition, telles sont les indications que doit chercher à remplir toute médication au cours d'un accès aigu de goutte.

Comme dit M. Lecorché, il ne faut pas craindre de de traiter une attaque de goutte; il faut craindre de la mal traiter. C'est dire que le principe si souvent répété depuis Cullen : « Patience et flanelle », doit être abandonné.

Les indications thérapeutiques varieront, du reste, suivant chaque malade, et il est inutile de dire qu'il faut à ce point de vue tenir grand compte de l'état général, de l'absence ou de l'existence de lésions viscérales concomitantes, de l'âge, etc.

Si l'attaque est légère, ne s'accompagne que d'une fièvre très modérée, si les douleurs sont peu prononcées, un simple traitement palliatif suffira le plus souvent : le repos complet du membre malade, le patient restant couché ou assis sur un fauteuil, une alimentation très légère, des boissons abondantes consistant en lait, eau de Vittel ou de Contrexéville coupée de sirop, ou bien encore la potion antigoutteuse de Garrod ou de légères doses de carbonate ou de benzoate de lithine dissoutes dans une infusion aromatique chaude (Bouchard), suffiront pour amener une rapide amélioration.

Mais, les douleurs sont plus vives, la fluxion est très prononcée, l'insomnie complète; la fièvre est élevée. Il faut agir sans tarder, si le malade est vigoureux et s'il n'existe pas de lésions viscérales.

**Traitement diététique**. — En premier lieu, il faut prescrire un repos absolu et condamner le plus souvent le malade à rester entièrement couché. Cela lui est d'autant plus facile que le moindre mouvement est péniblement ressenti ou même totalement impossible. Le régime, surtout s'il existe des symptômes d'embarras gastrique — et ils font rarement défaut en pareil cas — consistera en la diète lactée absolue; on laissera prendre 2 à 3 litres de lait au malade, au cours de la journée, qu'on coupera avec les eaux de Vichy, de Vals, de Vittel ou de Contrexéville. On pourra y ajouter, si la soif est vive, des tisanes diurétiques diverses, uva ursi, chiendent, etc., auxquelles on ajoutera de petites doses de bicarbonate de potasse, lorsque les urines sont peu abondantes ; c'est ainsi par exemple qu'on pourra additionner un litre d'eau édulcorée de sirop de :

| | |
|---|---|
| Bicarbonate de potasse............ | ãa 1 gr. |
| Teinture de cannelle............... | |

ou de :

| | |
|---|---|
| Acétate de potasse.................. | 3 grammes. |
| Sirop des cinq racines............. | 50 — |

On prescrira aussi la boisson antigoutteuse de Garrod.

Tant qu'il existe de la fièvre, le régime lacté devra être aussi absolu que possible ; c'est dans le cas seulement où l'accès n'est pas très violent, lorsqu'il n'atteint qu'une seule ou un très petit nombre d'articulations que l'on y adjoindra des aliments légers, potages, bouillons et œufs, légumes. Il y a dans la goutte tant de degrés divers qu'il est difficile de poser à cet égard, des règles absolues. On laissera à la sagacité et au bon sens du médecin le soin de prescrire une règle diététique en rapport avec les circonstances.

A côté du régime, d'autres indications se posent : il faut, dans les cas aigus, avec douleurs vives, chercher à modérer l'intensité des phénomènes locaux et intervenir d'une façon active.

**Traitement médicamenteux.** — Tenant compte surtout du caractère fluxionnaire de la goutte, les anciens médecins recommandaient la saignée, soit la *saignée générale*, soit la *saignée locale* ; le célèbre remède de Paulmier consistait à appliquer de vingt à trente sangsues autour des articulations. Celse, Galien étaient partisans de la saignée ; Barthez, au commencement du XIX^e siècle, défendait encore ce mode de traitement qu'avait déjà condamné Sydenham.

Il est inutile d'ajouter qu'aujourd'hui on y a totalement renoncé, quoique Garrod pense qu'il peut, dans certains cas, être utile de retirer quelques onces de sang, lorsque les phénomènes congestifs sont prédominants.

Quant aux médicaments proprement dits recommandés dans l'accès de goutte, la liste en serait bien longue si on voulait qu'elle fût complète ; nous nous bornerons à passer en revue les principaux, car nous devons nous placer ici exclusivement au point de vue pratique.

Nous ne parlerons pas du *Gaiac* qui a joui pendant bien longtemps d'une grande réputation ; on se proposait surtout de l'utiliser comme sudorifique. L'essence de gaïac sert de base aux remèdes suivants : *Sirop antigoutteux de Boubée*, *pilules de Vicq d'Azyr et de Gall*, *remède des Caraïbes* etc. Il est aujourd'hui entièrement délaissé, de même que tout autre médicament auquel on demanderait d'agir comme sudorifique.

On aura surtout à choisir comme médicament interne l'un des suivants :

1° Salicylate de soude.

2° Colchique.

3° Sulfate de quinine.

4° Antipyrine ou antifébrine.

Suivant les auteurs, suivant leurs opinions, suivant leur expérience, tel ou tel de ces médicaments est préconisé avant les autres ; c'est dire qu'ils donnent tous ou du moins ont tous donné de bons résultats.

S'il s'agit d'un individu jeune, vigoureux, si la goutte est à une période encore peu avancée de son évolution, si *surtout il n'existe aucune lésion viscérale, rénale ou cardiaque*, on peut prescrire le salicylate de soude, comme G. Sée l'a fait souvent avec succès ; mais il est absolument inutile d'atteindre la dose qu'il préconise, puisque, à doses moins élevées, les mêmes effets peuvent être obtenus. On le prescrira, suivant le cas, à la dose de 4 à 6 grammes, soit en cachets, soit dans une potion analogue à celles dont nous avons donné les formules à propos du rhumatisme (voir page 24).

Bouchard est partisan du salicylate de soude, mais à condition de l'employer durant peu de temps et à des doses modérées. Latham également, tandis que Dyce Duckworth et Lecorché lui préfèrent beaucoup le colchique. « Quant à moi, dit le premier de ces auteurs, je doute beaucoup de la valeur de la médication par les salicylates à doses suffisantes pour amener du soulagement de cette façon. » Nous avons, du reste, déjà longuement parlé plus haut de la valeur comparative de ces deux médicaments (voir page 176). On pourra également employer le *salicylate de lithine*, dans les mêmes conditions.

Si le salicylate est mal toléré par l'estomac, on peut recourir aux lavements, ou mieux encore aux applications externes. Pour notre part, c'est de cette façon que nous le prescrivons le plus volontiers, surtout quand ce sont les grandes articulations qui sont prises.

On a, en outre, l'avantage de n'en faire absorber que de très petites doses et d'éviter en conséquence des accidents : avec une dose minima on a souvent des effets maxima.

Si l'on préfère employer le colchique, le remède classique de la goutte, il faudra le réserver pour les cas franchement aigus, avec fluxion et douleurs vives. On aura recours à la *teinture de semences* ou au *vin de colchique*, à la dose de 40 à 60 gouttes dans le premier cas ou de 5 à 6 grammes dans le second. La liqueur de Laville est une bonne manière de prescrire le colchique ; on l'emploie à la dose de deux à trois demi-cuillerées à café dans la journée.

Le premier jour, on prescrit 60 gouttes de teinture, le second, une dose semblable ; puis on diminue suivant l'effet produit, pour ne donner que 40 gouttes le troisième et le quatrième, 20 gouttes le quatrième et le cinquième (Lecorché).

Il y aura avantage quelquefois à associer l'alcoolature de racines d'aconit au colchique ; Dujardin-Beaumetz s'était toujours bien trouvé de cette association. On pourra utiliser la formule qu'il a donnée ou bien, si on veut prescrire plus de colchique et moins d'aconit, la suivante :

| | | |
|---|---|---|
| Teinture de semences de colchique... | 12 | grammes. |
| Alcoolature de racines d'aconit...... | 4 | — |

A prendre trois fois XX gouttes, le matin, à midi et le soir dans une tasse de tisane de feuille de frêne.

On pourra aussi, si l'on préfère, faire usage de pilules d'extrait de semences de colchique (voir, pour la formule, plus haut page 183).

Nous croyons en tous cas, qu'il faut toujours, surtout si c'est la première fois qu'on administre du colchique, n'employer que des doses faibles pour tâter la susceptibilité du malade : le colchique, en effet, peut facilement produire des phénomènes d'intolérance. On pourra, s'il est bien supporté, après 24 ou 48 heures augmenter les doses. S'il survenait des vomissements, de la diarrhée ou des sueurs, il faudrait en suspendre l'usage.

De son côté M. Bouchard ne le prescrit que lorsque l'attaque est déjà un peu calmée, pour aider à la résolution de l'arthrite.

*Les sels de quinine* ont été fréquemment employés dans le traitement de la goutte ; mais ils semblent n'avoir qu'une bien faible action sur le processus phlegmasique et calment peu la douleur. Dans les pilules qu'utilisait Trousseau et que préconisait Becquerel le sulfate de quinine y entre pour une certaine part (voir page 183).

Quand la fièvre est vive, on peut cependant l'employer avec avantage; mais il faut avoir recours à des doses assez élevées, de 1 gramme environ.

Les propriétés analgésiantes de l'*antipyrine*, de l'*antifébrine* ont fait expérimenter ces médicaments dans l'attaque aiguë de goutte. En réalité, ces deux substances, surtout la première, ont donné parfois de bons résultats, à la dose de 2 à 3 grammes ou même 4 grammes; la seconde se prescrit à la dose de 1 gramme dans les 24 heures, en trois prises.

Ces médicaments ont été cependant tous deux peu expérimentés, et nous n'avons pas encore à leur sujet des données bien nombreuses; l'antipyrine ne nous a pas semblé procurer un soulagement très marqué dans les rares cas où nous y avons eu recours.

Toutefois, si, pour une raison ou pour l'autre, on ne pouvait employer le salicylate de soude ou le colchique, nous aurions volontiers recours à l'antipyrine, employée sous forme de poudre effervescente ou de cachets additionnés de bicarbonate de soude, tels par exemple que les suivants :

| | |
|---|---|
| Antipyrine........................ | 9 grammes. |
| Bicarbonate de soude............... | 3 — |

pour 12 cachets. A prendre trois à quatre cachets au cours de la journée.

Telle sont les principales médications que nous avons en notre possession pour traiter la manifestation articulaire aiguë de la goutte. Suivant les circonstances, suivant le sujet, telle ou telle se présentera comme plus appropriée qu'une autre.

**Traitement local de l'articulation malade.** — Il n'y a pas de remède qui n'ait été préconisé en applications externes contre la goutte et la médecine des anciens est prodigue en onguents, baumes et pommades de tout genre.

Sydenham employait un *cataplasme* fait de pain blanc et de safran bouilli dans du lait, auquel on ajoutait de l'huile de roses; d'autres des cataplasmes de jusquiame, de graine de lin et de lait. La liste serait longue si on voulait tout mentionner, jusqu'au procédé d'Amatus Lisitanus pour qui le meilleur calmant était le lait sortant de la mamelle d'une chèvre qu'on faisait couler sur la jointure malade.

Parmi tous ces remèdes locaux employés, la plupart sont inoffensifs ; mais il en est d'autres qui, au dire des médecins, peuvent être dangereux; telles seraient les *applications du froid* sur les jointures enflammées, qui, si elles calment la douleur sur le moment, peuvent, dit-on, être suivies d'accidents graves. Chaque écrivain a rapporté au moins le cas d'un goutteux qui, ayant plongé ses pieds malades dans de l'eau glacée, avait été pris d'accidents graves, et la plupart des cas de « goutte remontée » à l'estomac, au cœur ou au cerveau l'ont précisément été dans ces conditions. C'est là, quoi qu'il en soit, une pratique dont il faut s'abstenir; du reste, l'immersion dans l'eau froide n'est qu'un calmant momentané et la douleur reparaît peu après avec toute son intensité première.

Les pédiluvés chauds, les bains de vapeur locaux recommandés par Barthez, Barry, etc., les *applications d'eau chaude* représentent les moyens employés par les partisans de la chaleur comme traitement local. Sans nous laisser effrayer par l'histoire de Pline qui raconte qu'Agrippa fut atteint d'accidents cérébraux graves après avoir plongé ses pieds atteints de goutte dans du vinaigre très chaud, on peut admettre que l'action de la chaleur n'est guère plus efficace que celle du froid.

Nous ne parlerons que pour les condamner des moyens irritants, tels que le *vésicatoire*, la *teinture d'iode* etc., dans la goutte aiguë.

Les seuls topiques qui peuvent être employés sans danger aucun sont les *topiques calmants* et encore produisent-ils réellement un effet sédatif? On en peut douter en interrogeant les goutteux et ce que dit Garrod ne semble pas éloigné de la vérité : « Je dois déclarer que j'incline à considérer l'application des agents locaux dans la goutte comme inutile dans la majorité des cas. »

Nous nous contentons de prescrire, lorsque la douleur de la goutte est très vive, le repos local absolu ; le membre sera maintenu élevé, appuyé sur un coussin un peu dur, en balles d'avoine par exemple. Enveloppée d'ouate hydrophile, qu'on recouvrira de taffetas gommé, l'articulation malade sera de la sorte protégée contre les chocs, les pressions ou les attouchements qui, même minimes, sont très péniblement ressentis. Dans le même but, on recouvrira le membre atteint au moyen d'un cerceau.

S'il faut éviter les liniments irritants, contenant de la térébenthine, de l'ammoniaque ou même du chloroforme en solution trop concentrée, si nous pensons qu'il vaut mieux ne pas recourir aux *pulvérisations de chloroforme*, ou bien au *collodion iodoformé ou cocaïnisé* recommandé par plusieurs auteurs on peut dire cependant que des liniments huileux contenant de la jusquiame, de la belladone ou de l'opium ne peuvent être nuisibles.

Peut-être procurent-ils parfois un peu de soulagement aux douleurs ressenties par le malade. On peut alors faire usage, ou simplement du laudanum de Sydenham, ou d'un mélange à parties égales de laudanum, d'huile de jusquiame, d'huile de belladone.

Le mélange suivant recommandé par Dyce-Duckworth nous semble présenter de réels avantahes :

| | | |
|---|---|---|
| Sulfate d'atropine.................... | 15 | centigr. |
| Chlorhydrate de morphine........... | 75 | — |
| Acide oléique liquide............... | 30 | gr. |

Badigeonner la partie malade et l'entourer d'ouate.

Il paraît que le *menthol* aurait aussi donné de bons résultats ; on recommande la *cocaïne*, mais son effet analgésiant en applications à la surface de la peau est bien minime.

Nous ne saurions trop recommander les enveloppements des articulations malades avec des compresses imbibés d'*huile de ricin salicylée* suivant la formule que nous avons déjà donnée (voir page 25). Ils ont en particulier l'avantage de faire absorber de petites quantités d'acide salicylique et d'avoir un effet local analgésiant très remarquable. Dans le cas où ni le colchique, ni le salicylate de soude, à doses élevées, ne peuvent être administrés à l'intérieur, on a là un moyen d'action bien précieux.

# CHAPITRE VI

## Médication symptomatique au cours de l'accès de goutte aiguë.

A côté du traitement proprement dit de l'arthrite uratique, il y a souvent des indications à remplir au cours de l'attaque de goutte. C'est ainsi qu'il est rare, lorsque l'accès est assez violent, fébrile, qu'il ne s'accompagne pas en même temps de symptômes gastro-intestinaux. La langue est saburrale, la bouche amère, l'appétit a entièrement disparu; faut-il administrer un purgatif? A cet égard les opinions sont très divisées; Sydenham condamnait sans appel tous les purgatifs donnés à n'importe quelle période de la goutte, au cours de l'accès aigu, ou même dans l'intervalle des attaques. « Pour moi, dit-il, je suis très persuadé par une longue et constante expérience que tous les purgatifs, même les plus doux que l'on met ordinairement en usage pour évacuer l'humeur goutteuse, sont très nuisibles, soit qu'on les emploie dans les accès, en vue de diminuer l'humeur arthritique, ou à la fin de l'accès pour emporter le reste de la maladie, ou dans les intervalles des accès et lorsque la personne est en bonne santé, pour prévenir la goutte. »

Par contre, Sutton, Scudamore, puis Garrod ne repoussent pas l'emploi des purgatifs et ce dernier les recommande même dans bon nombre de cas de goutte aiguë, lorsqu'il existe de la constipation, des signes de rétention biliaire ou de congestion hépatique.

Nous croyons que Garrod a pleinement raïson et que Sydenham n'avait pas tort non plus. La médication purgative doit être une médication symptomatique ; prescrits à tort et à travers au cours de la goutte, il est bien certain que les purgatifs peuvent être nuisibles, et cela est vrai surtout pour le goutteux qui fait abus de ce mode de traitement.

Mais, appliqué à propos, dans des conditions bien déterminées, un purgatif peut avoir d'heureux résultats. Existe-t-il une simple constipation au cours de l'accès de goutte sans troubles intestinaux prédominants : on se contentera de *lavements*, de *laxatifs* très doux, tels par exemple que de très petites quantités de magnésie calcinée, de rhubarbe, de séné ou d'une poudre laxative quelconque.

Les troubles gastriques sont-ils au contraire prédominants, la langue est-elle très saburrale, chargée d'un épais enduit blanchâtre, la constipation prononcée, existe-t-il des nausées, de l'inappétence absolue : alors, on administrera un purgatif salin, *sulfate de soude*, *sulfate de magnésie*, sous forme de sels dissous dans l'eau ou sous forme d'eaux purgatives : eau de Rubinat, eau de Sedlitz ou bien encore eau de Montmirail, etc. Le sel de Carlsbad à la dose de 1 à 2 cuillerées à soupe, dissous dans un verre d'eau tiède, et cela à plusieurs reprises différentes, nous a paru un purgatif de choix ; mais nous n'hésiterions pas à recourir à des sels plus actifs en cas de besoin.

Lecorché, quand les signes d'embarras gastrique

sont très prononcés, prescrit assez volontiers un ipéca ou un *éméto-cathartique* au début; les médecins anglais font assez volontiers usage du *calomel*, qu'ils administrent même simultanément avec le colchique. M. Grimm (de Berlin) a même proposé d'administrer systématiquement le calomel à doses fractionnées jusqu'à ce que surviennent de légères coliques ; il aurait vu ainsi les attaques de goutte être rapidement jugulées. Ce médicament nous semble parfaitement indiqué dans les cas où, en même temps que de l'embarras des voies digestives, existent des symptômes de congestion hépatique. Le fait n'est point exceptionnel chez les goutteux gros mangeurs, grands buveurs, dont le foie est souvent touché depuis longtemps.

On pourra administrer le mercure sous forme de calomel à la dose de 0 gr. 30 à 0 gr. 50, ou bien encore de *pilules bleues du Codex* ou de *pilules de Belloste* qui contiennent également de l'aloès et de la scammonée, à la dose de 2 à 4 par jour. Quand on aura recours aux préparations mercurielles, il ne faudra pas oublier non plus que, si le rein fonctionne mal chez le goutteux, des accidents d'intoxication peuvent facilement se produire. Price Jones a rapporté le cas d'un malade qui, après trois prises faibles de calomel, fut atteint d'une violente stomatite. On pourra aussi avoir recours en pareils cas aux *purgatifs drastiques*, *eau-de-vie allemande* à petite dose, *scammonée*, *coloquinte*, *gomme-gutte* , etc. Si on veut prolonger, tout en la modérant, cette action des drastiques , on pourra administrer ceux-ci sous forme de pilules, tous les jours ou tous les deux jours; les pilules suivantes sont dues à Trousseau :

| | |
|---|---|
| Extrait de coloquinte.................. | } aã 1 gr. |
| Aloès .................................. | |
| Gomme-gutte.......................... | |
| Extrait de jusquiame.................. | 25 centigr. |

Pour 20 pilules. — A prendre 1 ou 2 pilules le soir.

Il ne faudra pas oublier, quand on prescrira un purgatif à un goutteux, que chaque malade présente des indications spéciales, que le purgatif, en raison des douleurs et de l'impotence crées par la maladie, est souvent mal supporté ; il y a des indications à saisir et qui sont variables suivant les circonstances. Dans tous les cas et nous le répétons encore, *le purgatif ne doit jamais être prescrit que comme un médicament symptomatique.* S'il survenait des vomissements, on ferait usage de la glace, de la potion de Rivière, d'eau de Seltz, etc., d'eau chloroformée s'il y avait des hoquets trop fréquents ; de pulvérisations d'éther, de compresses chaudes, d'applications de chloroforme, si des douleurs cardialgiques se manifestaient.

A côté des troubles digestifs, il y a parfois d'autres indications à remplir : les douleurs sont très violentes, le malade se plaint beaucoup, l'insomnie est complète, l'agitation extrême.

L'effet du colchique, du salicylate de soude étant long à se produire, faut-il ou peut-on avoir recours aux opiacés ? Sydenham ne les conseille qu'à titre très exceptionnel, et Garrod ajoute : « A moins que les douleurs ne soient excessives ou qu'il n'y ait lieu de craindre quelque complication du système nerveux, je me sens toujours disposé à rejeter l'emploi des opiacés et à recourir de préférence à d'autres moyens. » Par contre Scudamore est grand partisan de l'opium pour calmer la douleur et emploie les gouttes noires même à doses élevées.

Actuellement, tandis que Bouchard proscrit l'opium d'une façon absolue sous n'importe quelle forme, parce que ce médicament entrave la sécrétion rénale, Lecorché n'hésite pas à l'employer en cas de douleurs vives sous forme d'*injections hypodermiques de morphine.* Nous pensons que dans la goutte aiguë où les troubles digestifs sont si fréquents, il vaut mieux s'abstenir d'opium, qui a une tendance à les exagérer. On sait que la morphine, même en injection sous-cutanée, s'élimine en grande partie par la muqueuse gastrique.

Par contre, il n'y a aucun inconvénient à faire usage de la jusquiame, de la belladone en applications externes, ou même à de petites doses internes; mais le vrai médicament qu'on doit employer en cas de douleurs très vives, d'insomnie, d'agitation nerveuse — et l'on sait que le goutteux est souvent doublé d'un névropathe — c'est le *chloral* administré soit en potion, soit en lavements.

Si la diurèse est peu abondante, s'il existe des douleurs à la miction, on fera usage de boissons diurétiques additionnées d'un peu de bicarbonate de potasse suivant la formule que nous avons indiquée; de tisanes diverses, dont la plus connue et la plus classique est la tisane de feuilles de frêne. En pareil cas, le vrai médicament est surtout le régime lacté appliqué dans son intégralité.

Garrod et d'autres auteurs prescrivent également volontiers quelques sels alcalins dont on additionne les boissons (voir eau de Garrod, page 172).

Tels sont les principaux moyens adjuvants que l'on peut mettre en action concurremment avec les médications qui, sans être spécifiques, agissent plus directement sur la crise de goutte.

En résumé, dans le traitement de l'attaque aiguë, *on ne peut formuler dans aucun cas de règles absolues;* il faut se laisser guider par les circonstances pour le choix d'une médication. S'agira-t-il d'un sujet jeune, vigoureux, ou bien est-ce un goutteux déjà ancien, qui commence à s'affaiblir ? Est-ce une première attaque ou bien cette crise a-t-elle été précédée de beaucoup d'autres? N'existe-t-il aucune lésion viscérale ou bien le rein ou le cœur sont-ils atteints? Existe-t-il de l'albuminurie, des signes de dégénérescence scléreuse ou de surcharge graisseuse du cœur, ou bien encore le foie est-il congestionné? L'attaque de goutte s'accompagne-t-elle ou non de fièvre ?

Telles sont les quest ons qu'il faudra résoudre tout d'abord, avant de prescrire un traitement pour la crise articulaire de la goutte, que celle-ci soit franchement aiguë ou qu'elle revête des allures moins violentes.

On ne pourra faire une thérapeutique vraiment intelligente et utile que si l'on a présentes à l'esprit toutes ces indications d'une si grande importance.

## CHAPITRE VII

### Traitement des suites de l'attaque de goutte articulaire aiguë.

La crise aiguë une fois passée, les douleurs disparues, tantôt l'articulation reprend rapidement ses apparences normales et la liberté de ses mouvements tantôt, au contraire, il persiste de la raideur, de la sensibilité dans les jointures atteintes, ou bien un peu d'empâtement ou de l'œdème. Au lieu d'éprouver cette sensation de bien-être qu'amène avec elle la guérison et qui avait fait supposer aux anciens que la crise articulaire était véritablement favorable en facilitant l'élimination d'une substance « peccante », le goutteux reste affaibli, impotent.

C'est alors qu'un traitement local et général s'impose.

Comme *traitement local*, il faudra prescrire les révulsifs au niveau des articulations, les *badigeonnages de teinture d'iode* aidés d'une légère compression, les *pointes de feu*, les *vésicatoires* laissés peu de temps en place ; autant ceux-ci étaient contre-indiqués dans la poussée aiguë, autant ils peuvent rendre des services à cette période.

Il faudra recommander au malade d'éviter les marches trop longues, les traumatismes qui peuvent réveiller une poussée nouvelle de goutte, les chaussures trop étroites, etc. En pareil cas le *massage* de l'articulation peut donner des résultats excellents; il trouvera aussi son indication, concurremment avec l'*électricité*, dans le cas d'atrophie musculaire survenant parfois à la suite d'attaques de goutte aiguë. Nous avons vu ainsi, dans un cas d'atrophie musculaire du triceps crural à la suite d'une attaque de goutte du genou, atrophie assez prononcée pour rendre la marche difficile, le massage donner en peu de temps des résultats très remarquables. Après quinze jours la guérison était presque complète.

Les *frictions*, avec des liniments divers, camphré, baume de Fioravanti, liniment de Rosen (1); les *douches chaudes*, les *bains à l'étuve sèche*, les *bains térébenthinés* constitueront aussi d'utiles médications locales.

Comme *traitement général*, on pourra prescrire, à cette période, pour favoriser la résolution de l'empâtement ou de l'épanchement, soit de petites doses quotidiennes de salicylate de soude, 1 gr. en 24 heures, soit de l'iodure de potassium à la dose de 0 gr. 50 à 1 gramme.

Dès le début de la convalescence le régime sera peu sévère, si l'état général laisse à désirer ; on évitera surtout les aliments nuisibles, le vin en trop grande quantité, etc. Plus tard, enfin, on reviendra au régime du goutteux et au traitement par les alcalins, en particulier par les sels de lithine, dont nous

(1) Voici la formule du liniment de Rosen :

| | |
|---|---|
| Alcoolat de genièvre................ | 90 gr. |
| Essence de girofles.................. | ãa 5 gr. |
| Huile de muscade.................. | |

On pourra faire usage aussi du liniment résolutif suivant :

| | |
|---|---|
| Alcoolat de Fioravanti.............. | ãa 50 gr. |
| Alcoolat de mélisse composé....... | |

avons déjà suffisamment parlé pour n'avoir pas à y revenir. Au moment favorable de l'année, et suivant les indications particulières à la forme de goutte, on enverra le malade à une station thermale pour y faire une cure appropriée.

---

# CHAPITRE VIII

## Traitement de la goutte chronique.

La goutte procède habituellement par crises: au milieu d'une très bonne santé générale, un individu est pris d'une attaque violente, le plus souvent localisée à une seule articulation, à celle du gros orteil. L'accès dure quelques jours, puis tout disparaît et le malade est guéri en apparence. Il l'est même quelquefois réellement, car on a pu voir des accès goutteux ne se produire qu'une seule fois au cours de l'existence; mais le fait est bien rare, et le plus souvent les crises se renouvellent, d'abord à des intervalles assez éloignés, puis plus rapprochés.

Tantôt la crise articulaire conservera longtemps son caractère d'acuité et d'intermittence, en laissant, dans l'intervalle des attaques, une bonne santé; tantôt, au contraire, les crises modifient leurs allures cliniques. Ce n'est plus alors une seule articulation qui est prise, mais plusieurs; autant les premiers accès étaient violents, intenses, mais disparaissaient rapidement, autant les attaques suivantes durent plus longtemps : les cous-de-pied, les genoux, les coudes, les poignets, se prennent les uns après les autres et la maladie traîne en longueur.

La résolution des arthrites est lente à se faire : celles-ci restent tuméfiées, empâtées, simulant, a dit Sydenham, la tumeur blanche et il faut parfois des semaines ou des mois pour qu'elles reprennent en partie l'intégrité de leurs fonctions. Le plus souvent, en effet, la jointure reste un peu douloureuse, et on y constate l'existence de craquements, quand il ne persiste pas, en même temps, un certain degré d'œdème rappelant parfois, au premier abord, l'œdème des cardiaques ou des brightiques.

C'est ainsi que peu à peu, non pas forcément cependant, la goutte aiguë devient goutte chronique, sans qu'il soit possible de tracer entre elles une ligne de démarcation absolue.

Cet état de malaise continu est du reste interrompu de temps à autre par de nouvelles poussées aiguës, mais qui sont généralement peu douloureuses ; à chaque fois la résotion est plus lente à se faire et les lésions articulaires plus prononcées.

En même temps, l'état général n'est pas sans se ressentir de ces atteintes réitérées de la maladie. Pendant longtemps, il est vrai, le goutteux conserve son embonpoint, sa bonne humeur ; mais les fonctions digestives, même dans l'intervalle des poussées se font mal, l'appétit a diminué. Plus tard la nutrition générale s'affaiblit : les muscles sont amaigris, émaciés, le teint est bouffi, l'intelligence alourdie. L'impossibilité fréquente de se mouvoir fait presque du goutteux un infirme, et il n'est point rare, alors, de constater des lésions viscérales de diverse nature. Si on analyse les urines, cet examen, qui nous révèle si exactement la manière dont se font les échanges nutritifs, nous montre qu'elles ont perdu de leur densité, que non seulement elles ne contiennent pas un excès d'acide urique ni d'urée, mais qu'il y en a moins qu'à l'état normal; elles sont plus claires, plus abondantes et contiennent aussi fréquemment de petites quantités d'albumine.

Les altérations articulaires ne marchent cependant pas de pair avec les modifications de l'état général et le développement des lésions viscérales. Tel malade restera goutteux par ses articulations, tout en conservant un bon état général ; chez tel autre, au contraire, les lésions viscérales prédomineront, tandis que les manifestations articulaires seront très peu prononcées. Entre ces deux grands types il y aura, on le comprend facilement, un très grand nombre de formes intermédiaires.

Au point de vue thérapeutique, cette distinction est de grande importance et il faudra analyser avec soin son malade avant de lui prescrire un traitement.

Celui-ci variera pour chaque individu, car il y aura nécessairement chez l'un des indications à remplir qui seront différentes chez l'autre. Ces indications seront tirées surtout, d'une part, de l'état des articulations, d'autre part, de l'état général.

§ 1. — Indications thérapeutiques fournies par les manifestations articulaires. — Si nous supposons qu'il s'agit d'un goutteux qui a conservé une bonne santé générale, mais qui est impotent par suite d'attaques fréquentes de goutte, laissant chaque fois après elles des modifications de plus en plus prononcées des articulations, deux indications se posent: 1° instituer une hygiène et un traitement général destinés à favoriser la résolution des lésions déjà constituées et à empêcher des attaques nouvelles; 2° instituer un traitement local pour modifier, si possible, plus directement encore l'état des articulations.

La première indication sera remplie tout d'abord par un régime approprié : c'est celui dont nous avons déjà parlé et qui convient aussi bien au goutteux aigu, dans les périodes intercalaires, qu'à celui dont les attaques deviennent de plus en plus fréquentes. Une alimentation tonique, suffisamment réparatrice, l'abstention de certains aliments nuisibles et surtout l'absence de tout excès, une hygiène bien comprise, une vie réglée, entrecoupée autant que possible de périodes de repos passées à la campagne, en plein air, tel est tout d'abord le premier conseil à donner. Nous n'avons, pour les détails, qu'à renvoyer aux chapitres dans lesquels nous avons traité ces questions.

Des cures thermales, régulièrement suivies, sont aussi une des indications principales à cette période de la goutte. Si Vichy, Vals conviennent au goutteux dont les accès sont aigus, espacés, à celui dont la maladie est à la période floride, Royat, Contrexéville, Capvern, Vittel, Evian, seront plus indiqués lorsque les lésions articulaires sont sinon devenues chroniques, mais persistent plus ou moins entre les poussées aiguës. Il ne faut pas oublier non plus que l'obligation d'une cure thermale est fréquemment aussi une raison d'éloigner le malade de ses occupations habituelles et de le forcer à un repos qu'il n'aurait pas pris sans cela. De même, nombre d'auteurs recommandent l'usage régulier et quotidien de boissons abondantes : c'est ainsi que Dyce Duckworth recommande vivement l'ingestion, au coucher, de 300 ou 350 grammes d'eau chaude. D'après M. Bouchard, l'eau chaude, séjournant dans les tissus, faciliterait la dissolution de l'acide urique, tandis que l'eau froide, contractant les vaisseaux abdominaux, refoulerait le sang dans la grande circulation et activerait la diurèse.

Il faut encore, entre les périodes de crise, instituer un traitement médicinal.

On prescrira, durant 15 à 20 jours chaque mois, une cure alcaline qui consistera, par exemple, à prendre chaque jour, avant les deux principaux repas une préparation de lithine, de carbonate ou mieux de benzoate de lithine sous forme de poudre effervescente à la dose d'une cuillerée à café ou sous forme de pilules dont voici une des formules les plus habituelles :

| | |
|---|---|
| Benzoate de lithine................ | 5 grammes. |
| Extrait de gentiane................ | Q. S. |

pour 30 pilules. A prendre de deux à trois pilules avant les deux principaux repas, dans un verre d'eau de Vittel.

On pourra aussi avoir recours à l'iodure de potassium, à la dose de 0 gr. 50 centigrammes par jour, si l'état des voies digestives le permet.

M. Lecorché recommande beaucoup en pareil cas le salicylate de soude, qu'il considère comme le médicament par excellence de la goutte chronique : c'est, dit-il, le véritable médicament résolutif et fondant des dépôts d'acide urique. Il le prescrit à la dose de 1 gramme avant chaque repas, durant une huitaine de jours ; on en suspend l'emploi pendant 4 à 5 jours, puis on le reprend pendant un nouveau septénaire, et cela aussi longtemps qu'il est bien toléré.

Plusieurs auteurs conseillent aussi, à cette période de la goutte, comme traitement prophylactique des crises, l'usage du colchique à petites doses ; H. Holland le prescrivait, avec des interruptions, en l'associant à la quinine, et disait en avoir obtenu de très bons résultats. La plupart des auteurs préfèrent cependant le réserver pour la période de crise.

S'il survient un état aigu, il faudra tout faire pour qu'il ne se prolonge pas trop longtemps ; sauf contre-indications — et nous avons supposé le cas d'un goutteux dont l'état général est bien conservé — on le traitera comme l'attaque aiguë de goutte, soit par le colchique, soit par tout autre médicament.

La seconde indication, qui se pose dans cette forme de goutte chronique, est d'instituer un *traitement local* au niveau des articulations malades. Il est bien certain, lorsque les déformations sont très prononcées, que la thérapeutique est à peu près impuissante et que ce vers d'Ovide :

Tollere nodosam nescit medicina podagram,

est l'expression de la vérité. Aussi, ne faut-il pas attendre ; plus peut être que dans beaucoup d'autres arthrites, l'arthrite uratique doit être énergiquement traitée. La douleur une fois calmée, il faudra favoriser le retour à l'état normal par tous les moyens possibles, badigeonnages iodés, pointes de feu, compression au moyen d'une bande de flanelle, etc. Dès qu'on pourra, on aura recours aux massages, aux douches sulfureuses chaudes au niveau des jointures malades ou encore à l'électricité ; celle-ci sous forme de courants continus favorise la résorption des infiltrations uratiques des surfaces articulaires et surtout des parties ligamenteuses.

C'est qu'en effet le but du traitement local, c'est d'empêcher la production des raideurs, des ankyloses qui ont une grande tendance à se produire : l'altération des ligaments, les atrophies musculaires jouent, en effet, le rôle le plus important dans les déformations que l'on observe si fréquemment dans la goutte chronique.

Lorsque tout phénomène douloureux aura disparu, lorsque la saison sera favorable, on recommandera au malade une saison dans une station thermale, et parmi les nombreuses localités qu'on pourra choisir, il faudra donner la préférence aux eaux d'une thermalité élevée.. Celles qui semblent les plus indiquées en pareil cas, lorsque la lésion locale articulaire est prédominante, sont les eaux de Bourbonne, Bourbon-l'Archambault, Balaruc, Wiesbaden etc.; ou bien encore les eaux sulfureuses chaudes telles que celles d'Aix-les-Bains : la douche-massage telle qu'on la pratique dans cet établissement non seulement agit très efficacement sur l'état local des articulations, mais modifie aussi avantageusement l'état général (Forestier). Il en sera de même si, ce qui est fréquent, des douleurs musculaires erratiques, des crampes, des douleurs névralgiques coïncident avec les manifestations articulaires. Quelquefois aussi, sans qu'il y ait ni altérations bien prononcées des articulations, ni des tophus, on voit succéder à la goutte un état œdémateux des parties atteintes, qui simule l'œdème des cachectiques.

Cette sorte de paralysie vaso-motrice est heureusement combattue par des fomentations chaudes, des frictions ou de la compression au moyen, par exemple, d'un bas élastique.

**Traitement des tophus.** — Lorsqu'il s'est formé soit au pourtour des articulations, soit dans les bourses séreuses sous-cutanées, soit dans la peau elle-même des dépôts apparents d'urate de soude, on donne à ceux-ci le nom de *tophus*.

D'abord de consistance mollasse, les tophus durcissent ultérieurement et prennent alors la dureté d'une concrétion pierreuse ou calcaire. Ils peuvent rester ainsi, comme de véritables corps étrangers, sans éprouver de transformations pendant longtemps; mais, s'il survient une attaque articulaire aiguë, ou bien encore si le malade a subi un traumatisme, la peau rougit, s'enflamme, devient douloureuse, et il peut se former un véritable abcès par lequel s'écoulera un liquide séro-purulent plus ou moins chargé de particules de sels crayeux d'urate de soude.

La cicatrisation de ces fistules est extrêmement lente à se faire et se compte par mois, même davantage. Parfois même l'ulcération peut gagner les parties profondes, atteindre les os, détruire les articulations, et l'on voit alors, par la fistule, des parties osseuses nécrosées s'éliminer sous forme de petits séquestres.

Que faut-il faire en présence de tophus? Faut-il intervenir chirurgicalement lorsqu'ils sont volumineux et gênent, par leur présence, les mouvements et la liberté des articulations?

A cette dernière question la plupart des auteurs répondent par la négative, en faisant remarquer la gravité des interventions en pareils cas, les connexions que présentent souvent ces tophi avec les parties profondes et la fréquence des inflammations, abcès, phlegmons, érysipèles, gangrènes, qui peuvent se développer chez le goutteux cachectique.

Le fait est vrai et, lorsqu'il s'agit de foyers uratiques ouverts à la peau, le mieux est de s'abstenir; on se contentera d'appliquer à ce niveau un pansement antiseptique et mieux un pansement humide. Mais, s'il se forme un abcès, comme le cas n'est pas exceptionnel, par le fait d'une infection surajoutée, il faudra alors le traiter chirurgicalement comme un abcès de toute autre nature, et plus que jamais observer les règles les plus minutieuses de l'antisepsie. Les abcès, en effet, ont assez fréquemment pour siège les bourses séreuses et en particulier la bourse séreuse olécrânienne qu'on ne doit pas ouvrir sans se rappeler les connexions qu'elle pourrait présenter avec les cavités articulaires. Si le tophus n'est pas enflammé, il se présente sous la forme semi-liquide ou solide; mais, dans l'un ou dans l'autre cas, il est préférable de ne pas y toucher, d'autant que, s'il est peu volumineux et situé immédiatement sous la peau, comme à l'oreille par exemple, il s'élimine fréquemment spontanément.

Scudamore, ayant remarqué la grande solubilité de l'acide urique dans une solution de potasse, avait eu l'idée d'employer un *mélange à parties égales d'une solution de potasse et de lait d'amandes récemment préparé*, dont il faisait frictionner les parties malades deux ou trois fois par jour. Il en obtint, dit-il, de très heureux résultats dans plusieurs cas de tophus récents.

C'est dans cette même idée que Dyce Duckworth recommande d'appliquer sur les parties malades des compresses imbibées de la solution suivante :

| | |
|---|---|
| Bicarbonate de potasse............ | } ãa 25 centigr. |
| Carbonate de lithine............ | |
| Iodure de potassium............ | |
| Eau distillée............ | 30 gr. |

Lecorché conseille l'emploi de *solutions de salicylate de soude* à 10 0/0 ou de *carbonate de lithine* à 2 0/0 ou mieux encore de compresses imbibées d'*eaux mères de Salies-de-Béarn* ou *de Kreuznach* dont on maintiendra, durant toute la nuit, les parties malades enveloppées.

Les *massages* quand le tophus n'est pas trop volumineux, ni enflammé, l'application de *pointes de feu* (Lecorché) au pourtour de l'articulation, sont encore des moyens qui donnent parfois des résultats avantageux. On pourra aussi utiliser les *pommades à l'iodure de potassium* en frictions en même temps que l'on exercera au niveau des jointures une légère compression au moyen de bandes de flanelle.

La *méthode électrolytique* d'Edison qui se propose de faire pénétrer à travers la peau des substances chimiques, telles que la lithine, qui sont douées de propriétés dissolvantes à l'égard des sels uratiques pourra être aussi utilisée. On en a cité des exemples favorables, mais, à cet egard, nous ne possédons aucune expérience personnelle.

En résumé, le traitement médical local suffit, et, quelque tenté que l'on puisse être de favoriser par une incision, par des piqûres, l'issue au dehors des dépôts uratiques, il ne faut pas oublier que « les avantages que l'on pourrait en retirer sont bien faibles en comparaison du mal que l'on pourrait faire » (Garrod).

Quant au traitement général, il doit jouer un rôle aussi important que la médication locale; mais, à cet égard nous n'avons qu'à répéter ce que nous avons dit relativement à l'emploi des alcalins, des toniques, de l'hydrothérapie dans la goutte chronique.

La grande solubilité de l'acide urique *in vitro*, dans la pipérazine et la lysidine, ont engagé plusieurs auteurs à employer ses préparations pour faire dissoudre les tophus. Meisels et Biesenthal, en injectant à des oiseaux, sous la peau, des solutions de bichromate de potasse, ont pu reproduire des dépôts d'urate de soude ; si on leur faisait en même temps ingérer de la pipérazine les dépôts ne se produisaient pas. Grawitz, de son côté, a vu des tophus disparaître très rapidement chez un goutteux après l'usage de la lysidine. Nous avons dit ailleurs ce que nous pensions de l'action de ces substances dissolvantes de l'acide urique (voir p. 186).

§ 2. — Indications thérapeutiques fournies par l'état général. — Souvent, malgré son impotence, ses douleurs, la difficulté qu'on rencontre à modifier avantageusement les lésions articulaires, le goutteux conserve un bon état général ; il est rare, cependant, qu'il ne survienne pas en même temps des troubles des diverses fonctions de l'économie ou une modification profonde de l'état général, de la dépression des forces, de l'amaigrissement, de l'anémie, en un mot ce que l'on a désigné sous le nom de cachexie goutteuse.

A chacune de ces manifestations diverses correspondent des indications thérapeutiques particulières.

Les **troubles dyspeptiques** sont si fréquents que l'on a pu poser cette règle : « La goutte est à l'estomac ce que le rhumatisme est au cœur. » Ils s'observent peut-être dans la moitié des cas ; ce sont des malaises après les repas, des éructations, quelquefois de véritables douleurs ou des efforts de vomissement très pénibles occasionnés par la difficulté d'expectorer les sécrétions muqueuses accumulées sur la muqueuse du pharynx atteint d'inflammation granuleuse chronique.

Parfois aussi ces troubles dyspeptiques s'accompagnent de *constipation*, avec ou sans crises de diarrhée, d'*hémorrhoïdes*, de *ballonnement du ventre*. Le *foie* lui-même peut être augmenté de volume, congestionné, et, soit au moment des attaques, soit en dehors d'elles on peut voir se produire une légère teinte subictérique des téguments, avec langue saburrale.

On comprend qu'un grand nombre de médicaments, le salicylate de soude, l'iodure de potassium, le colchique soient en pareil cas contre-indiqués. Il faudra avoir recours à un régime diététique plus sévère, supprimer les sauces, les graisses, le vin rouge, les crudités, les acidités, etc., recourir aux alcalins, surtout au bicarbonate de soude, administré, suivant les allures des troubles dyspeptiques, à jeun avant les repas ou après, pendant la digestion.

D'autres circonstances pourront réclamer, au contraire, l'usage des médicaments dits stimulants de l'estomac, et cela surtout lorqu'il s'agira de lenteur dans les digestions, de renvois gazeux, de flatulences. On aura recours alors à la *teinture de noix vomique*, à la *strychnine*, aux *gouttes amères de Baumé*. En un mot, les indications thérapeutiques sont celles qui existent pour la plupart des dyspepsies se produisant en dehors de la goutte.

Existe-t-il des troubles intestinaux, des *coliques* avec *flatulence et constipation :* les purgatifs salins fréquemment répétés, mais à petites doses, donneront d'excellents résultats ; un verre d'eau de Carlsbad ou de Montmirail, tous les deux jours, le matin à jeun, sont des purgatifs de choix. Existe-t-il des symptômes d'entérite pseudo-membraneuse, avec crises douloureuses, constipation, selles muqueuses avec des matières fécales durcies et des fausses membranes ou des mucosités enveloppant le bol fécal, il faudra avoir recours aux lavages de l'intestin au moyen de solutions d'eau tiède additionnées soit de naphtol (20 centigrammes 0/00), soit de borate de soude (5 à 6 grammes par litre). L'usage régulier et quotidien durant un mois d'eau de Châtel-Guyon provoque aussi fréquemment une amélioration durable.

L'usage des drastiques à faibles doses est indiqué lorsque simultanément le foie est engorgé; s'il s'agit d'un goutteux obèse, avec hémorrhoïdes, les eaux de Carlsbad et de Marienbad donnent souvent des résultats tout à fait remarquables.

A côté des troubles digestifs, habituels chez le goutteux chronique, il faut placer les **troubles qui surviennent du côté des fonctions rénales**; ils sont nombreux et de divers ordres.

D'abord, c'est la *gravelle*, fréquente chez le goutteux et qui se manifeste sous forme de douleurs lombaires accompagnées de crises parfois assez vives, puis consécutivement de pyélite subaiguë et chronique et enfin de cystite. Celle-ci peut être aussi sous la dépendance d'un hypertrophie prostatique fréquente chez le goutteux ou due encore à la présence d'un calcul vésical. A ces diverses complications conviennent des indications thérapeutiques particulières : pour la gravelle l'administration des sels de lithine et surtout l'usage d'eaux sulfatées calcaires telles que Contrexéville, Vittel, Evian, Capvern seront tout spécialement recommandés. Nous avons vu ainsi, plusieurs fois, chez des goutteux, avec douleurs lombaires, l'usage, même à domicile, d'eau de Contrexéville déterminer, après peu de temps, une décharge très prononcée de sable uratique.

Contre la *cystite* on prescrira des médicaments appropriés, tels que le goudron et surtout le benzoate de lithine, en même temps qu'une cure dans une des stations indiquées, quand l'état général le permet.

La *vessie irritable* des auteurs anglais, caractérisée par des mictions fréquentes, douloureuses, avec ou sans émission de sang, sera traitée par les calmants, les suppositoires belladonés, l'usage des préparations et des eaux minérales alcalines. M. Lecorché a eu des succès dans certaines variétés de cystite en prescrivant des doses de 2 à 4 grammes de salicylate de soude, quelquefois aussi en employant le colchique.

De même les préparations salicylées ont été utilisées avec succès dans le traitement de l'*orchite goutteuse* (Paget, Guyot), complication rare qui précède ou accompagne la crise de goutte articulaire.

Il est vrai que le salicylate de soude est également un excellent médicament dans les orchites d'autre nature, en particulier dans l'épididymite blennorrhagique.

L'*albuminurie* est fréquente chez le goutteux, souvent même à un âge peu avancé ; elle est symptomatique d'une altération du filtre rénal, mais elle a comme principal caractère, de pouvoir persister pendant fort longtemps sans s'accompagner d'aucun autre symptôme.

Elle ne constitue donc pas une indication pour le régime lacté absolu et sa présence ne devra nullement modifier les règles établies pour le traitement, à moins que ne surviennent des phénomènes indiquant une insuffisance urinaire : céphalée, oppression, et surtout troubles gastriques. *Il faudra se méfier de tout goutteux chronique qui présente des troubles gastriques prononcés, des vomissements rebelles*, surtout s'ils s'accompagnent de céphalée ou de toute autre manifestation urémique. En pareil cas, le traitement n'est plus celui du goutteux, c'est celui du brightique chronique, et nous n'avons pas à rappeler ici toutes les indications qui s'imposent.

Les altérations rénales coïncident-elles avec des manifestations articulaires : alors la thérapeutique est des plus difficiles à préciser, lorsqu'il survient des poussées aiguës du côté des jointures : on doit être, en effet, en pareil cas très réservé au point de vue de l'usage du colchique et du salicylate de soude.

En tous cas, en présence de symptômes urémiques, toute indication active ayant pour but de combattre les douleurs doit être abandonnée, et plus que jamais il faut se rappeler le précepte de Cullen : « Patience et flanelle. »

On pourra tout au plus prescrire de légères doses de colchique ou mieux encore de sulfate de quinine.

Quand l'albuminurie est latente, s'il s'agit d'un goutteux en bonne santé, en un mot quand la lésion rénale ne se manifeste par aucun symptôme important, on pourra recommander aussi une cure à Saint-Nectaire ou Vittel ou encore à Capvern. On a vu survenir parfois des améliorations notables; on a aussi recommandé en pareil cas l'usage des eaux légèrement ferrugineuses.

La surveillance du goutteux brightique doit être faite avec grand soin; on fera des analyses des urines à des intervalles réguliers, on cherchera à instituer un régime ni trop débilitant ni nuisible, et de temps à autre, surtout si la diurèse est insuffisante, on pourra, pendant un temps peu prolongé, recommander le régime lacté. En pareil cas, le séjour dans une région chaude, abritée pendant la mauvaise saison, est une indication de premier ordre.

Si, malgré une serveillance éclairée, éclatent des accidents urémiques sous forme de troubles gastriques (vomissements fréquents, embarras gastrique urémique) ou de troubles respiratoires, on se rappellera que le régime lacté absolu, la saignée, les purgatifs, les diurétiques etc., constituent les moyens les plus actifs que nous possédions pour lutter contre ces accidents redoutables.

Les **troubles cardiaques** au cours de la goutte ne sont pas moins fréquents que ceux d'origine rénale. On a décrit, surtout en Angleterre, des symptômes divers : douleur précordiale, palpitations, irrégularité et intermittences du pouls, se manifestant après une fatigue ou un excès de table comme les signes propres de ce qu'on pourrait appeler : le cœur goutteux (Mitchell Bruce). En dehors de ces troubles fonctionnels, dont la nature goutteuse ne nous paraît pas encore bien démontrée, la goutte manifeste son action sur le cœur de diverses façons : c'est par l'intermédiaire de la néphrite interstitielle que le cœur subira une hypertrophie plus ou moins prononcée ; c'est sous l'influence des troubles généraux de la nutrition que le myocarde subira des altérations dégénératives de sclérose ou de surcharge graisseuse ou bien encore qu'on verra se développer des lésions de l'aorte et des gros vaisseaux, de l'athérome des artères coronaires, toutes lésions dont les conséquences aboutissent facilement à l'asystolie chronique.

Au point de vue thérapeutique, il faudra, lorsqu'il ne s'agit que de troubles purement fonctionnels, interroger avec soin les fonctions stomacales : bien souvent, en effet, les troubles cardiaques sont simplement d'origine dyspeptique et un traitement approprié, dirigé contre la cause, suffit à les faire disparaître. Ce ne sont pas à proprement parler des accidents de nature goutteuse.

L'*angine de poitrine* a, dans quelques cas, été observée dans des conditions telles, par exemple avant l'apparition d'une crise articulaire, qu'on a pu supposer (Lecorché) qu'il s'agissait réellement d'une névrose liée à la présence d'un excès d'acide urique dans le sang. M. Lecorché a vu, dans un cas, un accès d'angine de poitrine très rapidement guéri par le salicylate de soude.

Le plus souvent, cependant, ce syndrome est lié à une altération des artères coronaires et constitue un accident de la période tardive de la goutte ; on utilisera alors tous les moyens préconisés en pareil cas, sans se faire grande illusion sur leur efficacité.

Quand la déchéance cardiaque est plus prononcée, la dyspnée s'accuse, l'œdème des membres inférieurs ne disparaît plus, la congestion hépatique et pulmonaire augmente et le médecin se trouve placé, au point de vue thérapeutique, dans les mêmes conditions qu'en face d'une affection cardiaque de toute autre nature.

En présence d'un goutteux atteint d'une lésion cardiaque, lors même que celle-ci ne s'accompagne pas de symptômes d'asystolie, lorsque la compensation est suffisante, il faudra être très réservé lorsqu'on aura un traitement à formuler. *Toute médication active et surtout tout traitement balnéaire par les eaux thermales devront être sévèrement proscrits :* car le plus souvent le muscle cardiaque et les vaisseaux périphériques sont lésés.

Il faudra surtout se guider sur l'état général de la nutrition pour instituer une hygiène alimentaire et éviter de formuler un régime trop sévère, le goutteux cardiaque étant le plus souvent affaibli, anémié.

S'il survient des poussées aiguës du côté des articulations, on pourra, mais avec précaution, avoir recours au traitement salicylé, à l'antipyrine ; dans l'intervalle le traitement ioduré à petites doses peut rendre des services utiles. Souvent encore les préparations ferrugineuses pourront trouver leurs indications.

Enfin, on conseillera au malade de mener une existence tranquille, exempte d'émotions, et de passer la plus grande partie de l'année soit à la campagne, soit dans le Midi, pendant la mauvaise saison.

Les mêmes indications se retrouvent pour le goutteux avec athérome artériel.

Parmi les **complications du côté des voies aériennes** observées chez les goutteux, les plus fréquentes sont l'*asthme* et le *catarrhe bronchique* ou *bronchite chronique* et *emphysème*. De même que pour toutes les autres lésions que nous avons passées en revue, l'uricémie ne nous semble jouer qu'un rôle bien secondaire dans la pathogénie de ces accidents ; du moins, ce n'est pas le seul facteur étiologique. On peut dire surtout que, par le fait de son état constitutionnel, le goutteux est prédisposé aux infections bronchiques.

Quant à l'asthme, dont les relations étiologiques avec la goutte sont indéniables, — en ce sens que le goutteux est souvent un asthmatique ou fils d'asthmatique, — on ne peut pas affirmer cependant sa nature toujours spécifique; nous avons dit ailleurs ce qu'il fallait en penser. Néanmoins M. Lecorché dit avoir vu survenir quelques améliorations dans l'asthme goutteux après l'administration de préparations de colchique.

A côté de ces diverses affections, dont le principal caractère est la chronicité, il faut placer d'autres phénomènes qui se présentent sous l'apparence de fluxions, de congestions pulmonaires aiguës ou encore de congestions subaiguës qui se localisent en certains points des poumons, en particulier au sommet, et peuvent simuler la tuberculose. Leurs rapports immédiats avec la goutte ne sont pas encore bien déterminés : ce sont des accidents observés chez les goutteux, mais sont-ils réellement de nature goutteuse?

La chose est possible, mais elle ne nous semble pas prouvée : la congestion pulmonaire n'est parfois que la complication d'une néphrite interstitielle et rien ne permet d'affirmer que la pneumonie des goutteux ne soit pas une affection pneumococcique évoluant sur un terrain spécial. On sait bien que la pneumonie des cachectiques, des diabétiques, a des allures cliniques toutes particulières.

En tous cas, au point de vue thérapeutique, ces accidents n'ont pas de médication qui leur appartienne en propre; ce sera la médication de tous les accidents de même ordre; mais il ne faudra jamais oublier le terrain sur lequel ils se sont développés et, une fois qu'ils auront disparu, il y aura lieu de s'adresser à l'état général du malade.

Pour l'asthme, la bronchite chronique, l'emphysème, ce seront les cures hydro-minérales qui rendront le plus de service : Royat, Ems, le Mont-Dore, la Bourboule seront les stations qui seront le plus indiquées.

Quant aux **manifestations nerveuses** qu'on observe au cours de la goutte chronique, la migraine, la céphalée, les névralgies, elles sont toutes tributaires du traitement symptomatique.

Dans les sciatiques, assez fréquentes chez le goutteux, le massage, les frictions, l'électricité, la médication saliçylée rendent surtout des services; mais, il faudra surtout veiller à modifier l'état général par une hygiène et une médication appropriées. Vittel, Capvern, mais surtout les eaux dites indifférentes, Néris, Plombières, Luxeuil, Ragatz, Schlangenbad, rendront des services. A Aix-les-Bains, où l'on combine la douche et le massage avec une rare habileté, on enverra le goutteux avec sciatique invétérée; il y a bien des chances pour qu'il retire grand bénéfice d'une ou de plusieurs saisons thermales.

Il faut agir de même en cas de *douleurs musculaires*, *crampes*, *pleurodynie*, *lumbago*, etc.

On pourrait encore signaler chez le goutteux chronique bien d'autres manifestations diverses, mais elles ne comportent pas un traitement particulier. La liste en serait bien longue, si on voulait qu'elle fût complète ; mentionnons seulement à titre d'accidents relativement fréquents : la phlébite, les éruptions cutanées, le prurit, l'eczéma, les furoncles, l'anthrax, etc.

M. Brocq, dans un cas de furonculose chronique, dit avoir prescrit avec succès de l'extrait de semences de colchique à la dose de 0 gr. 02 à 0 gr. 03 centigr.

par jour. Il s'agissait d'un sujet de souche goutteuse, mais n'ayant pas eu de crises articulaires.

Mais, de même que, pour la plupart des accidents que nous venons de passer en revue, il est plus plausible d'admettre que la goutte ou, sinon la goutte, du moins l'arthritisme joue surtout le rôle de cause prédisposante ; l'uricémie prépare le terrain sur lequel d'autres causes, intoxications, infections, vont créer la maladie.

Au point de vue thérapeutique, le seul que nous ayons à envisager, on peut dire que, pour la plupart des accidents viscéraux observés au cours de la goutte, il faut se poser comme règles générales les principes suivants :

1° Instituer un traitement genéral variable suivant la période et la forme de la goutte ;

2° Instituer une thérapeutique symptomatique, sans vouloir toujours trouver un spécifique des accidents observés ;

3° Ne pas oublier que, dans la goutte chronique, les contre-indications à une thérapeutique active sont fréquentes et qu'elles relèvent habituellement d'une lésion viscérale.

**Cachexie goutteuse.** — Dans sa longue évolution la goutte en renouvelant ses attaques finit par déterminer un état de grande faiblesse et d'anémie, surtout si en même temps se sont développées des lésions viscérales.

Le teint, jadis floride, a fait place à une coloration blafarde des téguments, les pieds sont œdematiés, les articulations ankylosées. L'appétit est diminué et la nutrition générale très affaiblie. Examine-t-on les urines qui révèlent facilement les processus intimes des échanges cellulaires, on les trouve peu chargées de principes minéraux et, contrairement à ce qui existait à la période active de la maladie, très peu riches en urée et en acide urique. Souvent des lésions viscérales se sont développées et l'on trouve au niveau des articulations des tophus plus ou moins volumineux.

Impotent, d'humeur maussade, le goutteux est un véritable infirme et, comme le dit Sydenham qui a de la goutte chronique tracé un tableau si saisissant, « sa vie n'est qu'une suite de maux et de douleurs, sans qu'il jouisse d'aucune des douceurs de la vie ».

« Quand je veux manger, disait l'empereur Galba, je n'ai plus de mains ; quand je veux marcher, je n'ai plus de pieds ; mais, sitôt que mes accès me reviennent, je retrouve mes pieds et mes mains. »

A cette époque de la goutte, il n'y a, on le comprend, aucun traitement actif à prescrire et toute cure hydrothérapique est contre-indiquée.

Le régime consistera surtout en aliments substantiels et reconstituants : poissons, viandes, quelques légumes, du vin, soit du vin de Porto, soit du vieux bordeaux, ou même un peu de cognac.

Des exercices réguliers, si la chose est encore possible, des promenades au grand air, au soleil, le séjour dans le Midi durant l'hiver sont les principales recommandations à faire.

On y adjoindra des séances de massage, des frictions sèches ; on fera porter des vêtements peu ajustés, chauds, de préférence en flanelle.

On évitera l'humidité, les logements au rez-de-chaussée, et la chambre à coucher sera maintenue à une température toujours égale.

Au point de vue thérapeutique, on aura recours

surtout aux *médicaments toniques* et aux *préparations martiales*. Celles-ci, lors même qu'elles ont été accusées par Garrod de provoquer l'apparition de crises articulaires, rendent des services. Les différents sels de fer pourront être indifféremment prescrits; de même on pourrait, à l'exemple de Dyce Duckworth, employer les *sels de manganèse*, le *sulfate* ou le *peroxyde de manganèse* à la dose de 0 gr. 15 à 0 gr. 50 centigr. par jour. Les eaux ferrugineuses, Bussang, Orezza pourront être prescrites aux repas.

L'*arsenic*, la *liqueur de Fowler*, les *granules de dioscoride* seront utilisés dans le même but.

Enfin, le *quinquina* sous forme d'extrait ou de poudre granulée, la *noix vomique* ou la *strychnine*, la *kola*, la *coca* sous les formes les plus diverses, de teinture, d'élixir, de vin, de poudres, etc., trouveront leurs diverses indications.

Survient-il une nouvelle poussée, le plus souvent très subaiguë, on pourra recourir au traitement local, à l'enveloppement des jointures malades avec de l'ouate et des compresses imbibées de liniments calmants. Si un traitement interne actif est contre-indiqué, on pourra cependant recourir, parfois avec succès, aux sels de quinine qui, outre l'avantage qu'ils ont, de posséder des vertus analgésiques, sont encore, par leur action sur le système nerveux, des toniques de premier ordre.

---

# CHAPITRE IX

## Traitement de la goutte larvée.

A côté des cas où la goutte articulaire s'accompagne de symptômes viscéraux et dans lesquels la filiation des accidents est généralement facile à établir, il en est d'autres où le diagnostic étiologique et en conséquence la thérapeutique sont beaucoup moins aisés à formuler. Nous voulons parler d'accidents divers qui surviennent en dehors des manifestations articulaires de la goutte, que ceux-ci aient existé à une période antérieure ou aient toujours fait défaut.

Les anciens auteurs appelaient cela la goutte irrégulière ou encore la goutte larvée.

La difficulté du diagnostic tient à ce que la goutte n'a pas de caractères vraiment spécifiques et que même la présence de l'acide urique en excès dans les urines — tout en ayant une grande importance — n'a pas cependant une valeur absolue. D'autre part, les accidents que l'on désigne sous le nom de goutte larvée existent incontestablement en dehors de la goutte proprement dite chez des individus qui ne sont pas ou ne seront jamais des goutteux. Il faut bien reconnaître cependant que, si la dénomination de goutte larvée ne leur convient pas, ces maladies possèdent une étiologie identique à celle de la goutte et qu'elles dépendent probablement comme elle d'un trouble profond dans la nutrition générale de l'organisme. En un mot, la goutte n'est qu'un des membres de cette grande famille des maladies générales, qu'on appelle l'obésité, la gravelle, l'asthme, la lithiase biliaire, etc. etc., et que l'école française pendant longtemps a désignée du nom générique d'arthritisme.

Parfois, la parenté que possède la goutte avec l'une ou l'autre de ces maladies apparaîtra plus évidente : on verra une colique néphrétique précéder une poussée articulaire de goutte ou alterner avec elle, ou bien une crise d'asthme annoncer l'imminence d'une attaque de goutte, mais ce serait pousser les choses trop loin que de vouloir considérer ces divers accidents comme étant tous d'origine goutteuse.

Ces considérations pathogéniques ont une grande importance au point de vue thérapeutique. Si, en effet, le colchique avait une vertu spécifique dans la goutte, comme plusieurs auteurs ont une tendance à le croire, et si la goutte se manifestait par des symptômes exclusivement viscéraux, il serait très important de reconnaître la nature de ceux-ci pour appliquer le traitement approprié.

L'expérience clinique ne semble pas prouver qu'il en soit ainsi, et, dans la plupart des cas, le traitement par le colchique de certains accidents qu'on serait, en raison de leur mode d'apparition, tenté d'appeler goutte larvée, ne semble pas avoir donné de succès.

M. Lecorché, il est vrai, dont personne ne conteste la grande expérience, dit avoir guéri par l'usage du colchique des cas de céphalalgie goutteuse qui avait résisté à tous les traitements. « Cette céphalalgie, dit-il, bien distincte de la migraine par sa ténacité, sa continuité entrecoupée de rémissions parfois périodiques, son siège souvent occipital ou sous-occipital, résiste à tous les traitements ; elle cède, au contraire, dès qu'on s'adresse à la cause réelle. Le colchique est son véritable spécifique. » Certains vertiges, certains délires ont été également améliorés de la même façon. Dans d'autres cas, la liqueur de Laville a paru modifier favorablement des accès d'asthme goutteux, ou bien encore la cystite, ou l'angine de poitrine, lorsqu'on pouvait les supposer être développées sous l'influence de la goutte, ont été rapidement guéries avec quelques doses de salicylate de soude.

Malheureusement, il en est très rarement ainsi, et le plus souvent c'est à la médication symptomatique qu'il faudra s'adresser pour combattre ces accidents multiples qu'on voit survenir chez des sujets qu'on peut supposer par leur hérédité, par leurs antécédents, par leur habitus, être exposés à des crises de goutte.

Il en est ainsi pour la migraine, l'asthme, la lithiase biliaire, les congestions hépatiques, les hémorrhoïdes, les troubles gastriques ou intestinaux, les vertiges, etc., etc.

Mais, il ne faudra pas oublier que, si ces accidents ne sont pas toujours directement d'origine goutteuse, ils se développent, cependant, comme la goutte elle-même, chez des sujets qui présentent cet état général que l'on a désigné sous le nom vague, mais suffisamment expressif, de neuro-arthritisme, et qu'à côté de la médication symptomatique, avant elle souvent, on doit placer le traitement général de la prédisposition. Or, ce traitement, dans ses grandes lignes, est celui que nous avons indiqué quand nous avons parlé de l'hygiène du goutteux et de la médication appropriée en pareil cas. Nous n'avons pas à y revenir.

## CHAPITRE X

### Traitement de la goutte rétrocédée.

Existe-t-il réellement une goutte rétrocédée, « remontée » ? Les anciens auteurs n'en doutaient pas et désignaient sous ce nom des accidents divers, survenant du côté de l'estomac, du cœur, du cerveau etc. à la suite de la suppression brusque des douleurs articulaires, le plus souvent après un traitement intempestif, immersion du pied dans l'eau froide, application de compresses glacées sur l'articulation malade etc. Les douleurs cèdent rapidement, le malade se trouve soulagé, se félicite de l'emploi de la médication, lorsque brusquement surviennent des accidents graves : anxiété précordiale intense, cardialgie, puis vomissements, hoquets, pâleur de la face. Les traits sont grippés, le pouls est petit, misérable, et tout fait craindre une mort rapide, lorsque les accidents se calment et que les douleurs reparaissent du côté des jointures.

De même, on a signalé des accidents cholériformes, la goutte « remontée à l'intestin ».

Dans d'autres cas, la fluxion goutteuse « déplacée » se manifeste brusquement sous l'apparence de symptômes cérébraux simulant l'apoplexie cérébrale : c'est d'abord une céphalée violente, avec vertiges et somnolence, à laquelle fait place un véritable ictus simulant l'hémorrhagie cérébrale. Les accidents s'atténuent et la fluxion articulaire, qui avait disparu, se manifeste de nouveau.

Morgagni rapporte ainsi l'histoire d'un évêque qui fut pris d'anxiété précordiale formidable, d'une dyspnée intense, de collapsus, en apprenant une mauvaise nouvelle en pleine crise de goutte, et tant d'autres faits qu'on retrouve dans Scudamore et tous les auteurs de l'époque.

Nombreux sont les exemples rapportés par les anciens de cette goutte remontée : c'était le prototype des métastases.

Aujourd'hui, beaucoup de médecins les nient ; Lecorché dit : « Il n'y a pas de goutte remontée, il y a une goutte compliquée. » Garrod lui-même niait formellement la goutte à l'estomac. « J'ai souvent observé chez les goutteux des symptômes que plusieurs médecins auraient rapportés sans hésitation à la goutte remontée à l'estomac. Mais, je dois déclarer que je n'ai pas rencontré un seul cas auquel cette dénomination convînt réellement. Toujours dans les exemples dont j'ai été témoin, l'affection gastrique pouvait recevoir une tout autre interprétation, et je me range à l'opinion de Watson lorsqu'il dit que la prétendue goutte à l'estomac n'est souvent rien autre chose qu'une indigestion. »

De fait, on a pendant longtemps ignoré les altérations viscérales qui se développent chez le goutteux, la néphrite, si fréquente, les altérations du myocarde, qui peuvent toutes deux produire des accidents tels qu'une dyspnée intense, une apoplexie, une syncope, etc. En outre, ces attaques de goutte remontée sont très rares, et la plupart des médecins n'en ont jamais observé dans toute leur carrière, quoiqu'il leur soit donné de voir et de suivre bon nombre de vrais goutteux.

Il est possible que la plupart de ces accidents soient dus à des complications viscérales; mais, on ne peut pas cependant nier de parti pris certaines complications qui surviennent au cours de la goutte aiguë, les troubles cérébraux, par exemple, en dehors de toute lésion viscérale prédominante. Dyce Duckworth en reconnaît implicitement l'existence et formule à cet égard un traitement. Ce qu'il faut faire, dit-il, c'est soulager l'organe atteint en provoquant une attaque articulaire aiguë.

Un *pédiluve chaud sinapisé*, des applications de sinapismes au niveau de chaque orteil, des stimulants diffusibles, *éther*, *alcool*, *liqueur d'Hoffmann*, *acétate d'ammoniaque*, etc. seront indiqués. En cas d'attaque apoplectiforme, une saignée de 200 à 300 grammes trouvera son indication s'il s'agit d'un malade vigoureux. Huchard a utilisé, dans un cas de ce genre et avec succès, l'application des *bains froids* comme dans le rhumatisme cérébral hyperpyrétique.

Comme ces accidents ont été observés surtout dans la goutte atonique, si l'on prévoit qu'une crise articulaire va survenir, mais que cependant elle ne se déclare pas, Dyce Duckworth conseille de la provoquer par des pédiluves chauds et l'usage *larga manu* de vin de Champagne.

En réalité, nous sommes très mal renseignés sur la pathogénie de ces divers accidents ; s'agit-il d'une réelle fluxion goutteuse ou de simples complications d'ordre viscéral, d'accidents urémiques à forme apoplectique ou autres? nous ne le savons pas et cependant il importerait beaucoup au point de vue thérapeutique.

## CHAPITRE XI

### Des eaux minérales dans le traitement de la goutte.

Parmi les nombreuses médications employées dans le traitement de la goutte, les eaux minérales occupent une place importante, et il n'est pas douteux que les résultats obtenus en sont souvent excellents. En effet, non seulement elles modifient avantageusement la nutrition générale par l'action directe que beaucoup d'entre elles exercent sur les échanges organiques, mais elles agissent aussi par l'obligation qui est ainsi imposée au malade de se soustraire à sa vie habituelle. Loin de ses occupations journalières, laissant de côté ses soucis, vivant dans un air plus salubre, suivant une hygiène plus rationnelle, il éprouvera ainsi le bienfait de vacances forcées que, sans l'indication du médecin, il n'aurait jamais prises. Le climat, la température, l'altitude de la localité seront encore des conditions qui modifieront avantageusement l'état de santé du goutteux.

Beaucoup de stations différentes peuvent être conseillées au malade pour y faire une cure ; mais, il faut faire un choix judicieux, approprié non pas seulement à tel ou tel goutteux, mais encore à la période de la maladie à laquelle il se trouve, aux indications diverses que son état morbide peut présenter par le fait de telle ou telle complication surajoutée. Telle cure, favorable une année, pourra ne plus l'être l'année suivante, et il ne faut pas oublier qu'une saison thermale faite mal à propos peut avoir de nombreux inconvénients et provoquer même des accidents sérieux.

Les règles générales qu'il faut avant tout avoir présentes à l'esprit sont les suivantes : 1° ne prescrire une eau thermale qu'en dehors des manifestations articulaires, attendre même qu'un certain temps se soit écoulé depuis la dernière attaque ; 2° se rappeler que la cachexie goutteuse et, en particulier, la goutte compliquée de lésions viscérales, telles que des altérations prononcées du rein ou du cœur, sont des contre-indications à l'emploi des eaux minérales. Cela est d'autant plus important que le malade a la tendance assez habituelle à exagérer le traitement, dans l'espérance de se débarrasser le plus possible de toutes les misères dont il a souffert durant les mois précédents.

En dehors de ces contre-indications, on peut dire que tout goutteux peut bénéficier d'une cure thermale ; mais, les indications varieront suivant l'état général du sujet, la période de la maladie à laquelle il se trouve. M. Lecorché, à qui nous emprunterons bien des détails relatifs à ce sujet, a magistralement décrit, dans son *Traité de la goutte*, les indications précises des eaux thermales au cours de cette maladie ; on ne saurait mieux faire ni donner de plus sages conseils.

M. Lecorché divise l'évolution de la goutte en trois phases bien distinctes : la phase de préparation, la phase d'état, la phase d'anémie sanguine et d'atonie fonctionnelle. Celle-ci est caractérisée par un ralentissement des échanges nutritifs, tandis que les deux premières ont au contraire, comme note dominante, une suractivité de la nutrition cellulaire, qui a pour conséquence une formation et une élimination exagérée d'acide urique, d'urée et de tous les produits d'élimination.

Nous avons vu que telle n'était pas la façon de penser de Bouchard, de Beneke, et ils s'appuient pour cela sur de nombreuses raisons. Ces considérations pathogéniques importent peu du reste au point de vue pratique, car pour ce qui concerne les indications thermales, l'opinion est assez unanime.

Dans la période floride de la goutte, avec phénomènes congestifs, avec poussées articulaires franches, avec élimination et surcharge sanguine d'acide urique, conviennent les eaux *alcalines, bicarbonatées et sulfatées sodiques ou les eaux sulfatées calcaires ;* à la période atonique, alors que les poussées articulaires sont plus rares, lorsque le malade commence à s'anémier, lorsque la nutrition générale languit, les eaux *chlorurées, ferrugineuses ou sulfureuses* sont indiquées.

**Eaux alcalines.** — Les eaux minérales alcalines peuvent se diviser en plusieurs familles (de la Harpe) :

1° Les eaux bicarbonatées sodiques ou alcalines pures (Vichy, Vals, Neuenahr, pour ne parler que des principales);

2° Les eaux bicarbonatées calciques et mixtes (Pougues, Lamalou, Soultzmatt, etc.);

3° Les eaux bicarbonatées chlorurées sodiques (Royat, Ems, Vic-sur-Cère, Saint-Nectaire);

4° Les eaux bicarbonatées, chlorurées, sulfatées sodiques (Carlsbad, Franzensbad, Marienbad, Tarasp).

Le mode d'action des eaux alcalines est, d'une façon générale, bien mal connu. C'est du pur empirisme, mais cependant on ne saurait nier qu'elles agissent favorablement dans la goutte. Quand on a cherché à étudier l'action isolée des différents principes contenus dans ces diverses eaux, on n'a plus observé les mêmes effets que ceux produits par une cure faite à la station même; ou bien, lorsqu'on les utilise, une fois transportées à domicile, leur efficacité n'est nullement comparable; à quoi cela tient-il? Il n'est point possible de fournir une réponse satisfaisante, et cependant les observations cliniques sont là pour montrer l'efficacité réelle de la cure thermale. On a dit que les eaux alcalines exerçaient une triple action sur l'organisme : une action modératrice sur la nutrition cellulaire, une action alcalinisante sur le sang, une action éliminatrice sur l'acide urique (Lecorché). Il est bien difficile de préciser à ce point la manière dont elles agissent.

D'une façon générale, on peut dire qu'elles jouent le rôle d'une médication altérante en modifiant la constitution intime des tissus, et que, par l'action qu'elles exercent sur les fonctions digestives et rénales, elles favorisent l'assimilation et la désassimilation. Elles sont aussi une cause puissante d'élimination de tous les déchets, produits de combustion incomplète, accumulés de l'organisme.

En un mot, leur action est complexe, et il n'est point possible d'admettre qu'elle se réduise à la neutralisation des urates acides retenus dans l'économie, cause beaucoup trop fréquemment et trop exclusivement invoquée comme pathogénie des accidents goutteux.

Quoi qu'il en soit, les eaux alcalines seront, d'un accord unanime, prescrites au goutteux qui est dans la période active de sa maladie.

Il faut établir cependant quelques distinctions

entre les diverses eaux alcalines que nous avons mentionnées ; chacune comporte avec elle quelques indications particulières.

Parmi les eaux bicarbonatées sodiques, *Vichy* tient la première place : la goutte articulaire régulière, à déterminations franches et bien nettement fluxionnaires, a dit M. Durand-Fardel, telle est la réelle indication des eaux de Vichy.

Par l'action heureuse que ces eaux exercent sur la digestion, elles seront encore particulièrement indiquées lorsque la goutte s'accompagne de troubles digestifs, de catarrhe gastrique, de pyrosis, de flatulence, qu'il y ait eu récemment ou qu'il n'y ait pas eu depuis longtemps des manifestations du côté des articulations. De même, Vichy rendra des services si, en même temps que les troubles dyspeptiques, on constate des symptômes hépatiques, lourdeur dans la région de l'hypocondre droit, ou augmentation de volume du foie.

Par contre, tout goutteux qui n'est plus dans la période fluxionnaire active, dont les articulations restent empâtées, déformées, chez lequel la goutte a perdu de ses caractères florides et surtout lorsqu'il *existe une lésion viscérale, cardiaque ou rénale*, devra s'abstenir de tout traitement à Vichy.

A côté de Vichy, on placera *Vals* : ce sont les types par excellence des eaux alcalines pures; mais Vals a des eaux d'une thermalité moins élevée et d'une activité un peu moindre ; elles conviendront surtout au goutteux pour lequel on craindra une excitation trop grande. Dans cette même série *Neuenahr* et *Bilin* occupent encore un rang un peu inférieur.

Après une cure à Vichy ou ailleurs, il sera bon de recommander à son malade de faire de nouveau à domicile une petite cure de trois semaines au moyen d'eaux transportées ; on emploiera alors non plus les eaux chaudes, mais de préférence les eaux froides, c'est-à-dire celles dont le transport altère le moins les propriétés chimiques. On ne fera pas abus de l'usage de ces eaux, car il est bien certain qu'on pourrait en voir survenir des inconvénients ; mais on ne tombera pas non plus dans l'excès contraire, et les dangers de la *cachexie alcaline* ont été considérablement exagérés.

Les *eaux bicarbonatées calciques et mixtes* sont également utilisées dans la goutte, mais alors que les fluxions articulaires ont diminué d'intensité et que des symptômes d'anémie commencent à apparaître. *Pougues*, qui représente assez bien le type des eaux de ce genre, est particulièrement indiqué pour le goutteux déjà un peu affaibli, surtout lorsqu'en même temps coexistent des troubles dyspeptiques et de la gravelle. C'est dans les formes de dyspepsie avec ralentissement de la digestion gastrique, avec hypopepsie, qu'agissent le mieux les eaux de Pougues.

Aux goutteux dont les accès sont plutôt douloureux que fluxionnaires (Durand-Fardel), à ceux qui présentent des troubles nerveux divers, gastralgie, entéralgie, à ceux aussi dont la constitution générale est un peu affaiblie, conviendront les *eaux bicarbonatées chlorurées sodiques*, c'est-à-dire *Royat* et *Ems*. Il en sera de même si, avec la goutte, coïncident des éruptions diverses telles que eczéma, pityriasis, etc.

*Saint-Nectaire* répond à peu près aux mêmes indications ; on en a recommandé l'usage pour le goutteux affaibli, en particulier lorsqu'il existe une lésion rénale au début, caractérisée par une albuminurie persistante.

Quant aux *eaux bicarbonatées, chlorurées et sulfatées sodiques*, dont *Carlsbad* est le représentant le plus connu, elles constituent pour le goutteux une médication des plus énergiques; mais elles ne doivent pas être prescrites sans prudence.

Elles sont indiquées pour le goutteux, surtout le goutteux obèse, avec catarrhe gastro-intestinal, congestion du foie, hémorrhoïdes ; elles conviennent, en un mot, à ce que les anciens appelaient la pléthore abdominale. C'est aux gros mangeurs, chez lesquels les excès de nourriture semblent avoir provoqué les accès de goutte, qu'elles s'adresseront de préférence. Par contre, si la goutte a perdu son acuité du début, si le malade est facilement fatigué, essoufflé, il faudra s'abstenir des eaux de Carlsbad ; de même, s'il existe chez lui une lésion viscérale, même peu prononcée.

Il ne faut pas oublier, en effet, que l'action des eaux de Carlsbad est profondément altérante et que beaucoup de malades reviennent de leur saison, améliorés surtout au point de vue des troubles gastro-intestinaux, mais souvent affaiblis, anémiés ; le diabète goutteux est encore une indication formelle pour les eaux de Carlsbad.

*Marienbad*, plus richement minéralisée (11 gr.) que Carlsbad (Sprudel 5 gr., 05 cent.) mais d'une thermalité moins élevée, trouve à peu près les mêmes indications, surtout lorsqu'on ne veut pas produire une action aussi énergique; *Tarasp*, du moins la source Lucius, se rapproche de Marienbad ; sa situation élevée dans la montagne, 1,180 mètres, offre ce grand avantage que l'on peut combiner le traitement tonique à la médication déprimante produite par les eaux. Dans certains cas, il faut envisager cette possibilité.

**Eaux sulfatées calciques.** — Les eaux sulfatées calciques contiennent, outre du sulfate de chaux, du sulfate de magnésie et des carbonates de ces mêmes bases. Les unes sont chaudes, *Bagnères-de-Bigorre*, *Bath*, *Capvern*, etc. ; les autres froides (*Aulus*, *Vittel*, *Contrexéville*, *Martigny*) et sont les plus employées dans le traitement de la goutte.

Ces eaux sont avant tout des eaux diurétiques, mais en même temps, par le bicarbonate de chaux qu'elles contiennent le plus souvent, possèdent aussi des propriétes alcalines et anti-acides faibles ; aussi peuvent-elles, prises en grande quantité, provoquer des troubles du côté de l'estomac et de l'intestin, en particulier de la diarrhée. Leur propriété est cependant de déterminer, par la diurèse abondante qu'elles provoquent, une sorte de lavage de l'organisme.

D'après Lecorché, les eaux de Vittel agiraient aussi à la façon des bicarbonatées sodiques, en diminuant l'excrétion et sans doute la formation de l'urée et de l'acide urique.

Dans la goutte, elles sont indiquées surtout lorsqu'il existe en même temps de la gravelle et des coliques néphrétiques : c'est là leur indication principale. Mais elles sont encore d'une grande utilité au goutteux de date ancienne, avec dépôts uratiques et chez lequel il y a des indications à ne pas chercher à produire une modification trop profonde des échanges nutritifs. En outre, par l'action qu'elles exercent sur les voies digestives, elles peuvent modifier favorablement la constipation ou d'autres troubles intestinaux. On peut encore en prescrire l'usage dans le diabète des goutteux. Vittel, Contrexéville. Martigny, en sont les principaux représentants.

**Eaux chlorurées.** — Les eaux chlorurées sodiques (*Salies-de-Béarn*, *Briscous-Biarritz*, *Salins*, *Bex*, *Bourbon-Lancy*, *Bourbon-l'Archambault*, *Bourbonne*, *Baden-Baden*, *Wiesbaden*, *Kreuznach*, etc., etc.) exercent sur la nutrition générale une action excitante manifeste; mais, il existe entre elles de très grandes différences, et cela se comprend facilement si l'on réfléchit que leur minéralisation est des plus variables : Baden-Baden contient, par litre, 2 gr. 7 de chlorure de sodium, Salies-de-Béarn 245 grammes Rheinfelden 311. Parmi ces eaux les unes, les plus minéralisées, sont froides, les autres, qui sont les moins riches en sels, sont chaudes.

On les utilise le plus souvent en bains ou en douches, mais quelquefois aussi en boissons (Bourbon-Lancy, Wiesbaden).

Leur principal effet physiologique est de stimuler la nutrition générale et d'exagérer les échanges nutritifs. MM. Robin et Keller ont ainsi montré que la balnéation chlorurée-sodique, envisagée dans son ensemble, était surtout indiquée lorsqu'il y avait hypoazoturie, c'est-à-dire diminution des échanges azotés et en même temps lorsque les oxydations azotées étaient amoindries; Neubauer et Braun ont vu ainsi les eaux chlorurées de Wiesbaden augmenter la quantité d'urée et diminuer la proportion d'acide urique.

C'est dire dans quelles conditions les eaux de cette catégorie qui, dans l'immense majorité des cas, reconnaissent d'autres indications que la goutte, peuvent être utilisées dans cette maladie. Autant elles sont dangereuses, susceptibles de provoquer des accidents graves dans la période active de la goutte, autant elles peuvent être utiles au goutteux atonique, dont l'état général est mauvais, mais qui est loin de la période des poussées douloureuses, à celui dont les articulations restent empâtées, mais indolores et dont la circulation générale est défectueuse.

Le plus souvent on s'adressera aux eaux qui sont peu minéralisées et dont la thermalité est assez élevée; mais, si la goutte s'est développée sur le terrain lymphatique ou scrofuleux, il ne faudra pas hésiter à avoir recours aux sources plus richement minéralisées.

Bourbon-Lancy, Bourbon-l'Archambault, Bourbonne, conviendront particulièrement au goutteux chronique, articulaire, dont la marche est difficile, qui est atteint d'atrophie musculaire et chez lequel on veut produire une stimulation de l'organisme. *Châtel-Guyon*, qui est en même temps qu'une eau faiblement chlorurée (1 gr. 6 cent. de chlorure de magnésium, 1 gr. 5 de chlorure de sodium), une eau bicarbonatée calcique, conviendra au goutteux, peu affaibli, mais atonique, dont les digestions sont difficiles et qui est atteint de constipation ou d'entérite muco-membraneuse. *Hombourg* remplit à peu près les mêmes indications.

*Kissengen*, tout en remplissant les mêmes desiderata, s'adresse à des malades chez lesquels il est plus utile encore de stimuler et de reconstituer l'organisme affaibli.

**Eaux sulfureuses.** — Les eaux sulfureuses trouvent leurs indications dans certaines complications de la goutte chronique, en particulier dans les complications laryngées, dans les bronchites à répétition; telles sont les eaux de *Cauterets*, de *Luchon*. Celles d'*Aix-les-Bains*, d'*Aix-la-Chapelle*, rendent de grands services dans la goutte chronique avec douleurs musculaires. Nous avons déjà parlé des heureux résultats que l'on obtient à Aix-les-Bains par la douche-massage au point de vue de l'état local des articulations ; on obtient ainsi souvent la disparition d'infiltrations uratiques péri-articulaires; mais la douche-massage agit encore efficacement sur la nutrition générale en produisant une plus grande régularité des échanges, en augmentant l'urée et le total des matières azotées et en diminuant la quantité d'acide urique (Forestier).

**Eaux thermales simples.** — Les eaux thermales simples (*Bagnoles*, *Buxton*, *Luxeuil*, *Néris*, *Pfaefers*, *Plombières*, *Schlangenbad*, *Wildbad*, etc.) agissent bien plus par leur haute thermalité que par la petite quantité de principes minéraux qu'elles contiennent. En outre, beaucoup de ces localités sont en même temps des stations d'altitude, et, par l'air tonique qu'y respirent les malades, elles agissent sur l'état général du malade pour le fortifier (De la Harpe).

Elles conviennent aux goutteux névropathes, un peu débilités, surtout à ceux qui souffrent de troubles nerveux divers, névralgies rebelles, sciatiques ou encore de troubles digestifs à forme de gastralgie. Ce sont, en un mot, des eaux toniques, mais en même temps sédatives et calmantes.

**Eaux ferrugineuses.** — Les eaux ferrugineuses (*Bussang*, *Spa*, *Orezza*, *Schwalbach*, *Saint-Moritz*, etc., etc.) ne sont prescrites au goutteux que dans des cas très exceptionnels, lorsqu'il existe un profond état d'anémie et qu'on n'a pas à craindre même de réveiller des manifestations anciennes. Parfois aussi, on a recours à une cure ferrugineuse après une cure chlorurée sodique pour achever d'obtenir les effets toniques que l'on cherche.

En tous cas, des troubles dyspeptiques, une lésion concomitante du cœur seront toujours des contre-indications absolues à une cure dans une station ferrugineuse.

**Eaux lithinées.** — Nous avons exposé ailleurs quelles étaient les indications de la lithine dans le traitement de la goutte, et nous avons dit à ce propos que, malgré l'action dissolvante incontestable que possède la lithine sur l'acide urique, on ne pouvait pas affirmer que les préparations lithinées favorisaient autrement l'expulsion de l'acide urique qu'en qualité de bases alcalines. On pourra redire la même chose des eaux lithinées, et cela avec d'autant plus de raison que celles-ci ne contiennent jamais que de faibles proportions de lithine ; il faudrait donc en absorber de très grandes quantités pour obtenir réellement, avec la lithine, des effets médicamenteux. Parmi ces eaux lithinées les unes sont bicarbonatées, les autres chlorurées sodiques ou chlorurées sodiques et bicarbonatées. Parmi les premières *Vals* contient 0 gr. 01 à 0 gr. 04 de lithine, *Saint-Nectaire*, 0 gr. 057 ; parmi les secondes, *Royat* 0 gr. 035 milligr., *Châtel-Guyon* 0 gr. 028, *Kreutznach* 0 gr. 080, *Santenay* 0 gr. 092 milligr. (De la Harpe).

Les unes et les autres sont recommandées dans la goutte, surtout lorsqu'elle se complique de gravelle ; mais il est bien difficile de croire que la lithine joue un très grand rôle dans leur mode d'action.

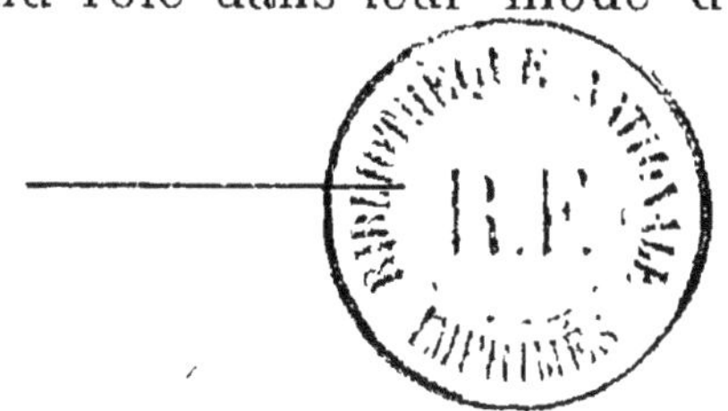

# TABLE DES MATIÈRES

## PREMIÈRE PARTIE

### TRAITEMENT DU RHUMATISME ARTICULAIRE AIGU

### CHAPITRE PREMIER

**Délimitation du rhumatisme articulaire aigu**



### CHAPITRE II

**Existe-t-il un traitement spécifique du rhumatisme articulaire aigu?**



### CHAPITRE III

**De l'emploi des composés salicylés dans le rhumatisme articulaire aigu**

## CHAPITRE IV

### Des médications succédanées du salicylate de soude dans le traitement du rhumatisme articulaire aigu



## CHAPITRE V

### Traitement de l'attaque articulaire du rhumatisme aigu



## CHAPITRE VI

### Traitement des complications du rhumatisme articulaire aigu



## CHAPITRE VII

### Traitement des suites et de la convalescence du rhumatisme articulaire aigu

## CHAPITRE VIII

### Traitement du rhumatisme articulaire aigu par les eaux minérales



---

# DEUXIÈME PARTIE

## THÉRAPEUTIQUE DES RHUMATISMES CHRONIQUES

## CHAPITRE PREMIER

### Nosographie des rhumatismes chroniques



## CHAPITRE II

### Du traitement pharmaceutique des rhumatismes chroniques



## CHAPITRE III

### Du traitement local et des bains dans les rhumatismes chroniques

## CHAPITRE IV

### Des eaux minérales dans le traitement des rhumatismes chroniques



## CHAPITRE V

### Résumé des indications thérapeutiques suivant les diverses formes de rhumatisme chronique



---

# TROISIÈME PARTIE

## THÉRAPEUTIQUE DE LA GOUTTE

## CHAPITRE PREMIER

### Délimitation et définition de l'état goutteux



## CHAPITRE II

### Des urines et du sang dans la goutte

## CHAPITRE III

### De l'hygiène du goutteux



## CHAPITRE IV

### Exposé critique des principales médications pharmaceutiques employées dans les diverses manifestations de la goutte.



## CHAPITRE V

### Traitement de la goutte articulaire aiguë



## CHAPITRE VI

### Médication symptomatique au cours de l'accès de goutte aiguë

## CHAPITRE VII

### Traitement des suites de l'attaque de goutte articulaire aiguë



## CHAPITRE VIII

### Traitement de la goutte chronique



## CHAPITRE IX

### Traitement de la goutte larvée



## CHAPITRE X

### Traitement de la goutte rétrocédée

## CHAPITRE XI

### Des eaux minérales dans le traitement de la goutte



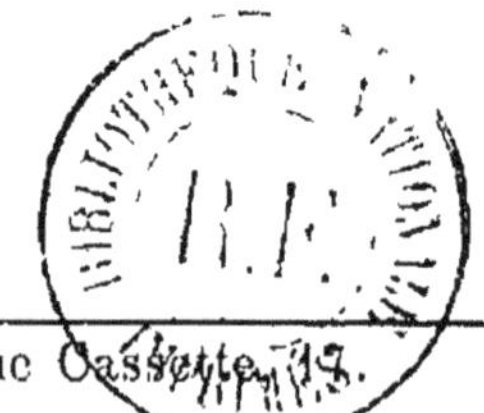

Paris. — Imprimerie F. Levé, rue Cassette, 17.

www.ingramcontent.com/pod-product-compliance
Ingram Content Group UK Ltd.
Pitfield, Milton Keynes, MK11 3LW, UK
UKHW020554230726
13926UKWH00005B/2016